痛み取りのカリスマ治療家が

わかりやすく教える
症状改善への最短経路

図解 今すぐ治せる!

脊柱管狭窄症《せきちゅうかんきょうさくしょう》

さかいクリニックグループ代表
酒井慎太郎

Gakken

プロローグ

脊柱管狭窄症《せきちゅうかんきょうさくしょう》による痛み・しびれ・違和感は簡単に楽に最短で治せる！

「なかなか治らない理由」がついに判明！
最短で根治するための重要ポイントを
わかりやすくシンプル解説！

脚の「しびれ」「重だるさ」
「フワフワ感」など
脊柱管狭窄症に
特有の不調を
効率的に解消する
セルフケアを掲載！

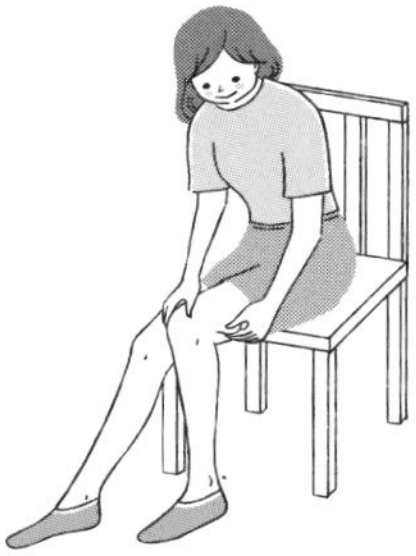

腰周りの「骨の並び」や
「関節の可動域」を
本来あるべき状態に
戻して痛みを消す
「簡単ストレッチ＆
特効ケア」を伝授！

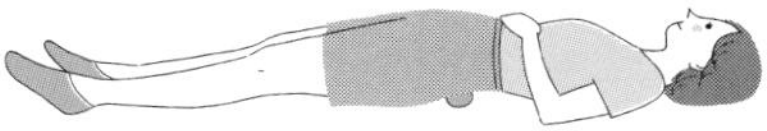

最新メソッド※も初公開！
自分の症状に合わせて
無理なくできる
脊柱管狭窄症対策の
決定版！

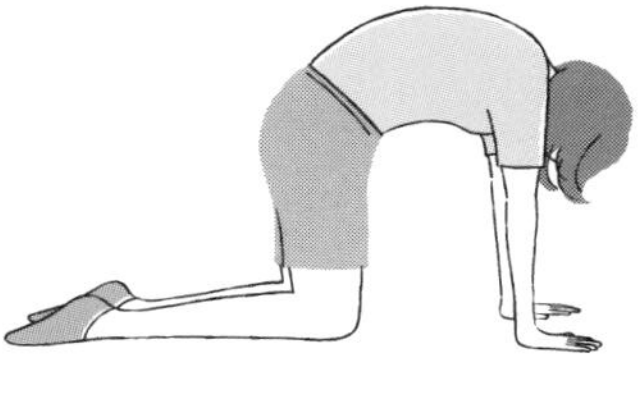

普段の「痛い」「つらい」を
最小限にして
ストレッチの効果を
倍増させるテクニックも
紹介！

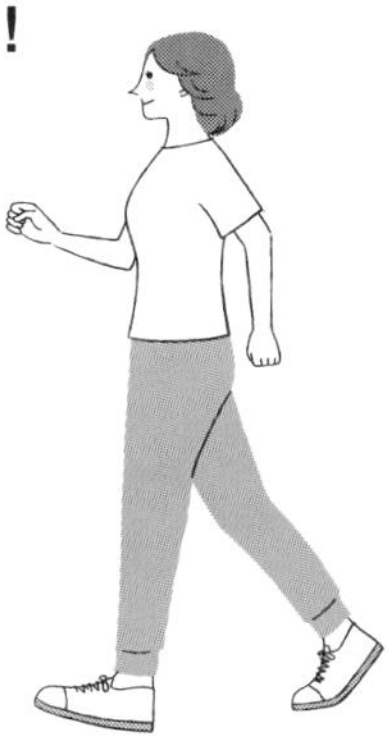

※ 2024 年 1 月現在

あなたも、こんな不調に悩まされていませんか？

- 洗面台で顔を洗うなど、前かがみの姿勢でいると腰が痛い
- 座っていた後や前かがみの姿勢をとった後、立つと腰が痛くなる
- 30分間以上座っているときや、車を運転しているとき、腰の痛みで落ち着かない
- 起床時、体を起こして立ち上がるまでに、時間がかかる
- くしゃみやせきをするとき、トイレで踏ん張るときに、腰に響く
- しばらく歩くと、腰や脚が重くなり、歩くのがつらくなる

- 腰痛や脚のしびれで歩けなくなるが、前かがみになったり、イスに座ったりすると楽になり、再び歩けるようになる
- 若い頃にも腰痛があったが、現在の腰の痛みは「あの頃の痛み」とは、なにかが違うと感じている
- 脚やお尻に重だるさ・しびれなどがあり、姿勢によって症状が変化する
- 歩行時、足の裏に玉砂利の上を歩いているような違和感やしびれがある

ひとつでも当てはまる項目があった人は、本書でご紹介する「痛み・しびれ・違和感解消の最善策」を、ぜひ活用してください！

「脊柱管狭窄症向け」の治療・ケアだけではよくならない

腰部脊柱管狭窄症（以降、脊柱管狭窄症）とは、このような疾患です。

腰の骨（腰椎《ようつい》）の後方で神経が通っている「トンネル状の管＝脊柱管」の内部のスペースが狭まる

⬇

脊柱管の中を通っている神経（脊髄《せきずい》）や血管が圧迫され、腰・お尻・脚などの下半身に「痛み」「重だるさ」「しびれ」「フワフワした違和感」などの不調が現れる

腰椎後方の構造が崩壊して症状が現れることから、従来の脊柱管狭窄症の人向けの治療・ケアでは、体を丸めるような姿勢や動きばかりが推奨されてきました。

しかし、**そうした従来の治療・ケアだけでは不十分で、ほとんどの脊柱管狭窄症の人の不調は改善されません。**改善されたとしても、そのスピードはあまりに遅く、不快な症状に苦しむ時間を「余計に長く過ごす」ことになるのです。

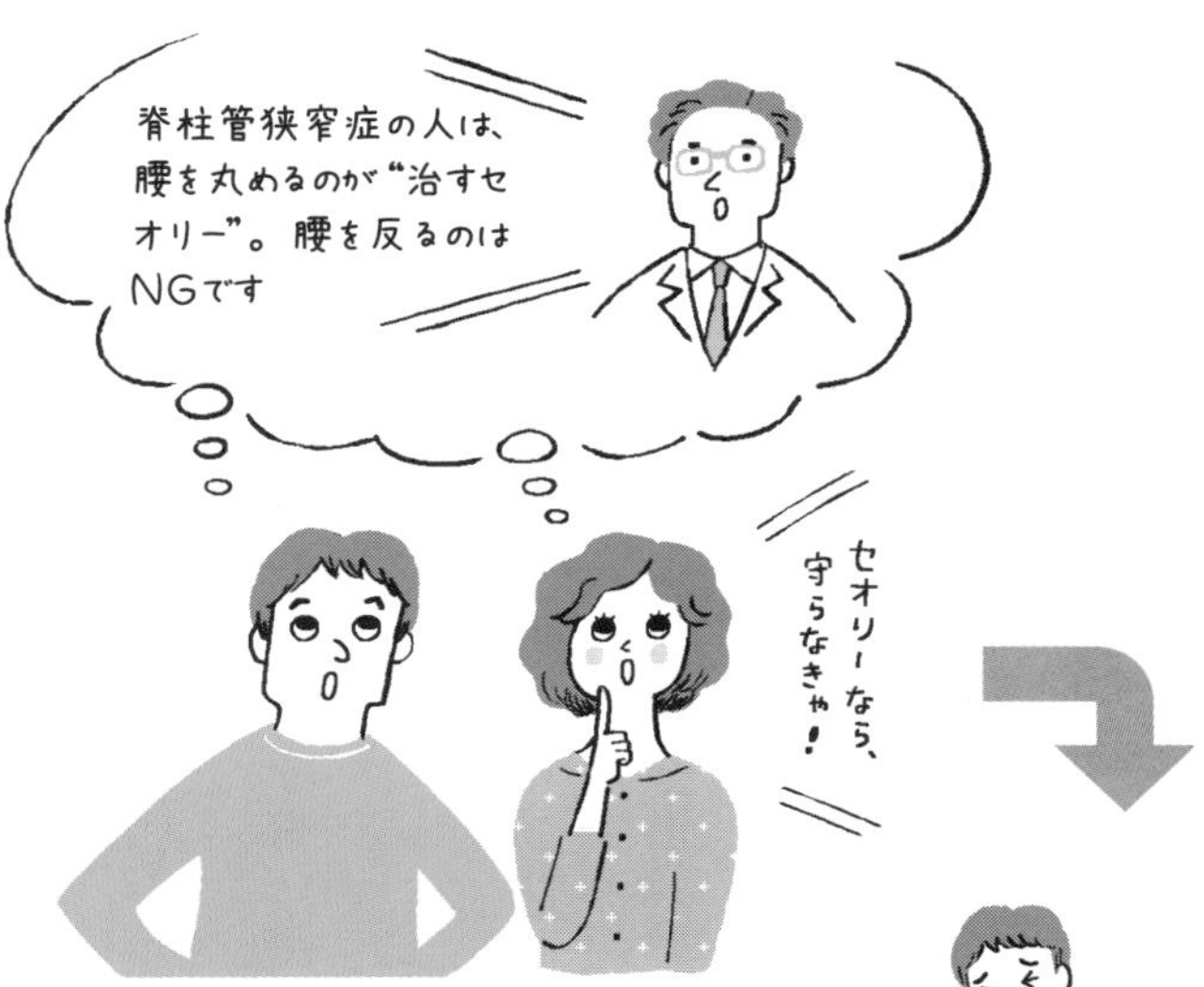
脊柱管狭窄症の人は、腰を丸めるのが“治すセオリー”。腰を反るのはNGです
セオリーなら、守らなきゃ！

脊柱管狭窄症と診断された際、
医師に言われたことを厳守！

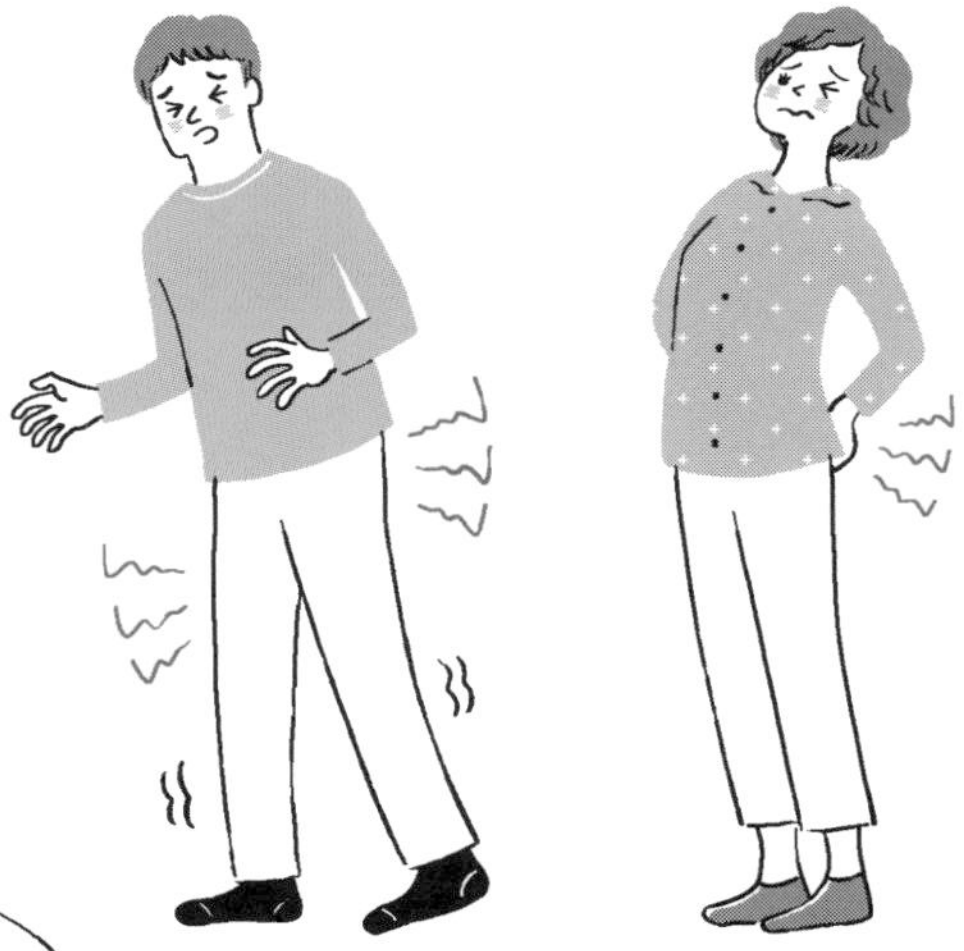

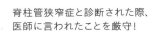

“セオリー”を守っているのに、痛みや
しびれ、違和感が全然よくならない

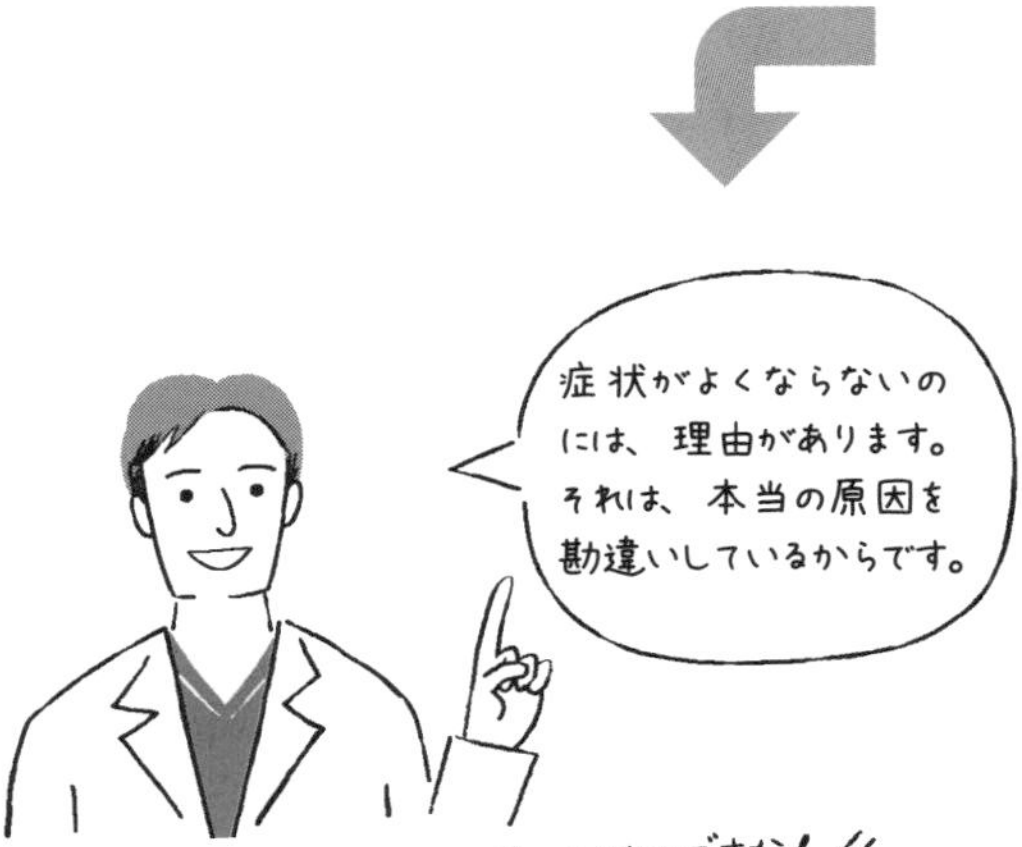
症状がよくならないのには、理由があります。それは、本当の原因を勘違いしているからです。

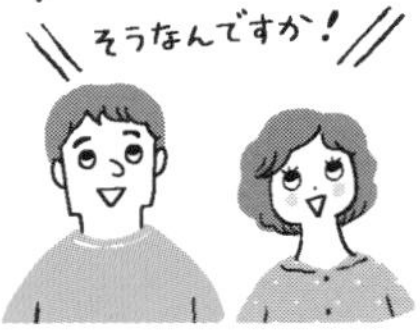
そうなんですか！

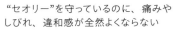

目からウロコ！　痛み取りの
カリスマ治療家・酒井先生の
メソッドで腰をよみがえらせよう！

大丈夫！画期的&簡単ストレッチで不調はよくなります

腰痛・脚のしびれなどの「ほんとうの状態と原因」は、整形外科の画像診断で確定された病名だけではわかりません。詳しくは第1章でご説明しますが、たとえ脊柱管狭窄症との診断を受けても、「100%の脊柱管狭窄症」という人は1割以下で、実際は腰椎《ようつい》椎間板《ついかんばん》ヘルニア（以降、椎間板ヘルニア）という「別のタイプからきている腰痛」も抱えている人がほとんどです。脚のしびれや違和感についても、すべてが腰の異常から引き起こされているわけではありません。

でも、本書を手にしたあなたなら、心配ご無用。

「自分の腰痛のほんとうの状態と原因」を見極められる

↓

「ほんとうの原因」に自らアプローチできる

↓

簡単かつ画期的なストレッチで、「ほんとうの原因」にアプローチするので、
実践すれば誰でも痛みの原因を取り除ける

⬇

やっかいな腰周りの痛みや重だるさから解放される

という体験を実現できます。

もちろん、脊柱管狭窄症の主症状である**「脚のしびれ」**や**「フワフワした違和感」**についても、同じように、とてもスムーズに改善・解消できます。

本書でご紹介するストレッチの中で、テニスボールを使うストレッチは、私が治療院で長年行っている治療法をもとに考察したものです。**患者さんの99％に不調の改善・解消効果のあった「関節包内矯正」という治療法**を、自宅で、一人で、誰でもすぐに実践できるよう改良しました。

ほかのストレッチも、腰周りの痛み、脚のしびれ・違和感が現れるメカニズムをふまえたうえで、トラブルの元凶を効率的に取り除けるものを厳選しています。

だからこそ、脊柱管狭窄症にまつわる不調がスーッとよくなっていくのです。

図解 今すぐ治せる！ 脊柱管狭窄症／目次

第2章

腰の痛みを自分で治す！ 簡単ストレッチ&特効ケア

第3章

脚のしびれを自分で治す！ 簡単ストレッチ＆特効ケア

第4章

不調解消をサポートし、再発も防ぐ「10の新生活習慣」

第5章
よくある疑問を完全解決！
痛み・しびれ対策Q&A

エピローグ

第1章

SAKAI'S METHOD

痛み・しびれを消すために「知っておきたい5つのポイント」

FOR BACK PAIN

ポイント1 腰痛には「2つのタイプ」がある

腰の老化には、ある程度決まった進行パターンがあります。

一般的には、まず最初に、前かがみなどの悪い姿勢などによって、腰周りの筋肉が緊張・硬直して**筋《きん》・筋膜性腰痛《きんまくせいようつう》**（腰の筋肉痛）になります。

その後、背骨の腰部分を構成している骨（椎骨《ついこつ》）である「腰椎《ようつい》」の前側がつぶれていき、**椎間板症《ついかんばんしょう》・椎間板《ついかんばん》ヘルニア**へ進行していきます。

ですから、ここまでの段階の腰痛は**「前かがみになると痛むタイプ」**であり、その代表が椎間板ヘルニアによる腰痛です。

本書では、ここからの内容をよりわかりやすくするために、これを**「椎間板ヘルニア（A）タイプ」**とします。

さらに、「椎間板ヘルニア（A）タイプ」の腰痛を見逃していたり、適切なケアをしていなかったりすると、腰の老化はいっそう進行します。

次は、腰椎の後ろ側の構造までが崩壊し始めて、**「腰椎分離症《ようついぶんりしょう》↓腰椎分離すべり症↓脊柱管狭窄症《せきちゅうかんきょうさくしょう》」**の順で悪化していくのです。

腰椎の後ろ側の構造まで崩壊したことで、この段階の腰痛は**「後ろに反らすと痛むタイプ」**に移行しています。

そして、このタイプの代表こそが、脊柱管狭窄症による腰痛です。

本書では、こちらのタイプを**「脊柱管狭窄症（B）タイプ」**とします。

このように、ひとくちに腰痛と言っても、背骨の腰部分の構造に発生しているトラブルには違いがあります。**「椎間板ヘルニア（A）タイプ」**と**「脊柱管狭窄症（B）タイプ」**の違いをわかりやすくまとめた図が次のページにありますから、そちらも参考にしてみてください。

いずれにしても、脊柱管狭窄症による腰の痛み、お尻・脚のしびれや違和感を自力でなるべく早く解消するためには、こうした腰痛タイプに合わせたセルフケアをする必要があります。それこそが、本書に収録しているセルフケアや生活術なのです。

椎間板ヘルニア A タイプ

Aタイプの腰痛は、前かがみで長時間座るような習慣などで腰周りの２大関節（「仙腸関節《せんちょうかんせつ》」・腰椎《ようつい》の「椎間関節《ついかんかんせつ》」）に異常が現れることから始まります。

一般的には、**腰周りの筋肉が緊張して硬直する筋・筋膜性腰痛（腰の筋肉痛）になる→腰椎の前側がつぶれる→椎間板が不安定になって痛みが生じる椎間板症になる→椎間板から髄核《ずいかく》が外にはみ出て、激しい痛みやしびれを感じる椎間板ヘルニアになる**という順で進行します。

これは、Bタイプの腰痛に移行する前段階に当たるので、いわば「脊柱管狭窄症予備軍」とも言えます。

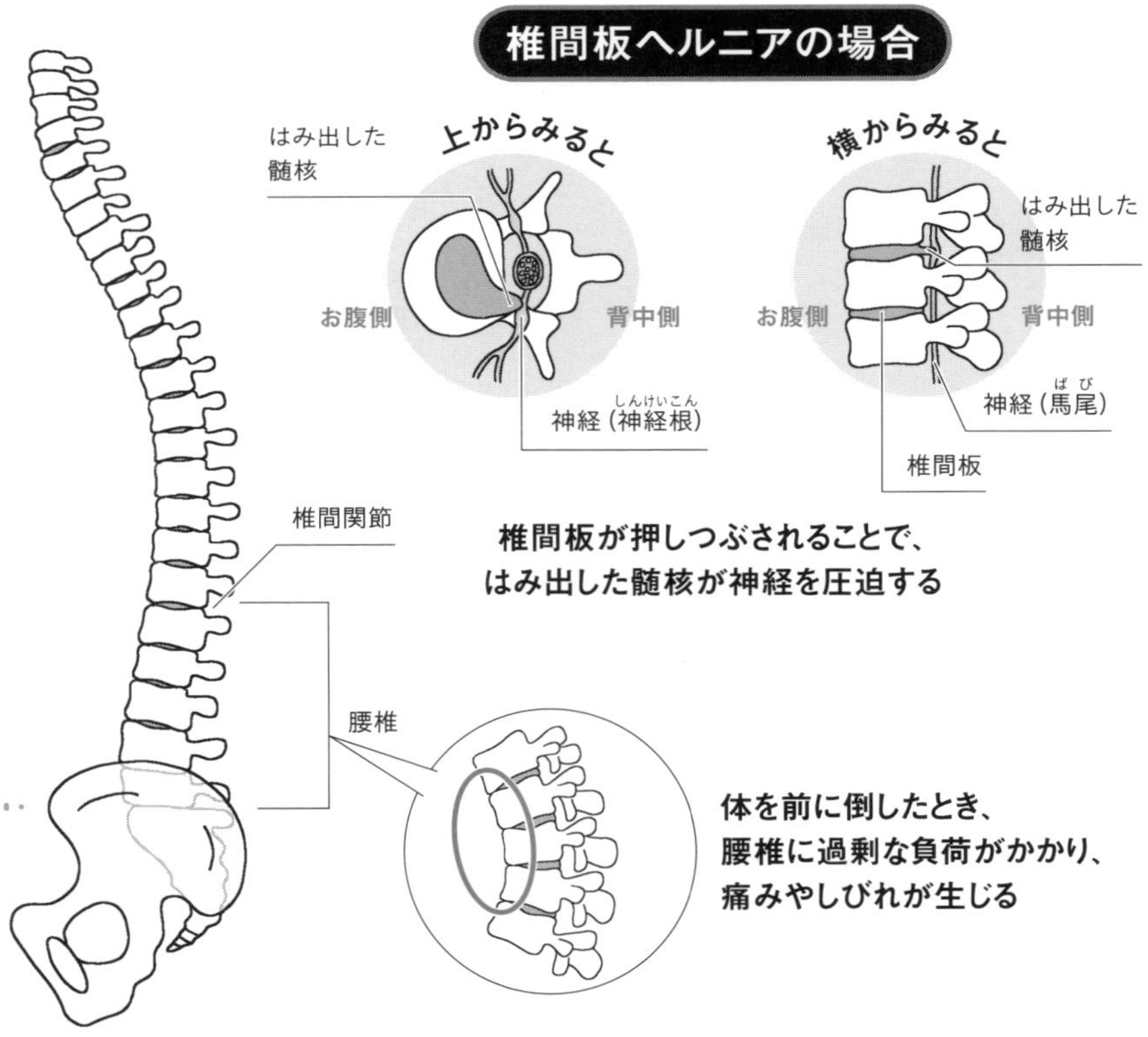
椎間板ヘルニアの場合
上からみると
はみ出した髄核
お腹側
背中側
神経（神経根《しんけいこん》）
横からみると
はみ出した髄核
お腹側
背中側
神経（馬尾《ばび》）
椎間板
椎間関節
腰椎
椎間板が押しつぶされることで、
はみ出した髄核が神経を圧迫する
体を前に倒したとき、
腰椎に過剰な負荷がかかり、
痛みやしびれが生じる

脊柱管狭窄症 B タイプ

Bタイプの腰痛は、一般的にはAタイプの腰痛を経た後、腰椎の背中側の構造も崩壊していく過程をたどります。つまり、**腰椎後方の突起部分にヒビが入り、割れて分離状態になる腰椎分離症→分離した突起がズレてしまう腰椎分離すべり症→腰椎後方で神経が通っているトンネル状の組織「脊柱管」の内部が狭くなり、神経を圧迫して痛みやしびれを起こす脊柱管狭窄症**の順で進行します。ただし、上記の進行はあくまでも典型的なパターンで、厳密には腰椎が分離したり、すべったりする過程を経なくても、脊柱管狭窄症になるケースもよくみられます。

脊柱管狭窄症の場合

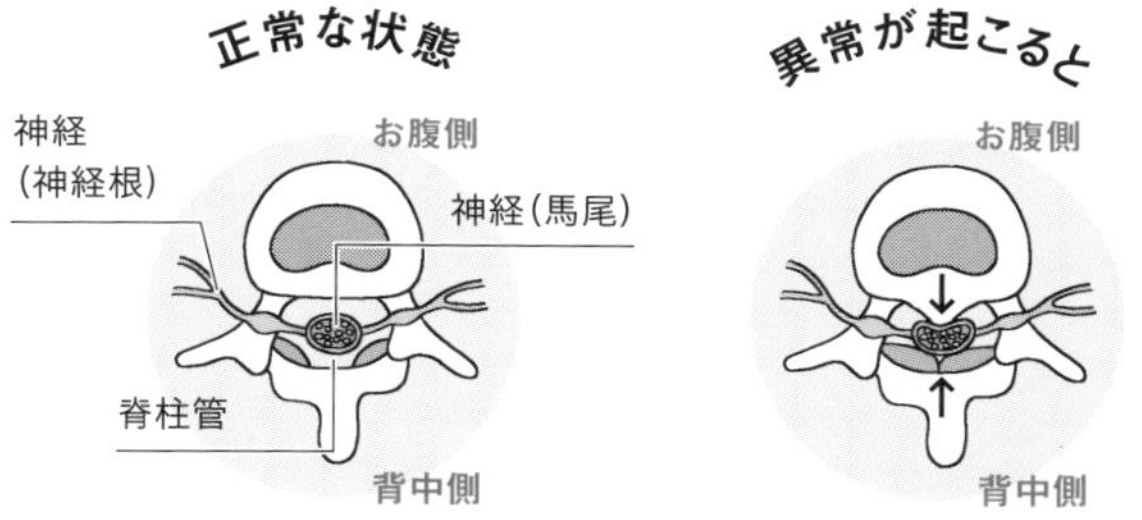
正常な状態
異常が起こると
神経
(神経根)
お腹側
神経(馬尾)
脊柱管
背中側
お腹側
背中側

脊柱管のまわりの組織の変性によって腰椎の
脊柱管が狭くなり、神経や血管が圧迫される(矢印)

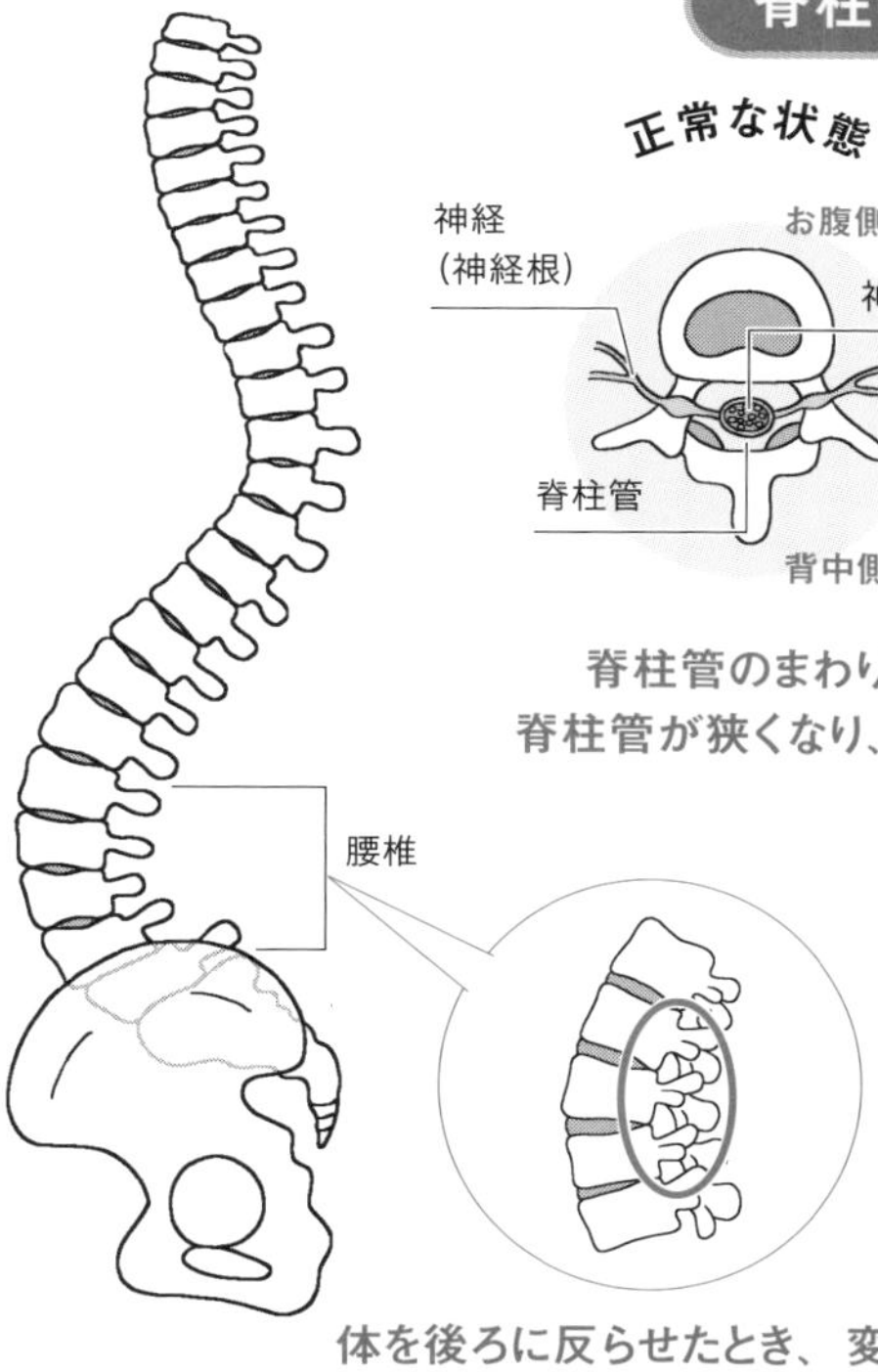
腰椎

体を後ろに反らせたとき、変形・
分離した骨や狭くなった脊柱管の
影響で、痛みやしびれが生じる

骨盤(前からみた図)

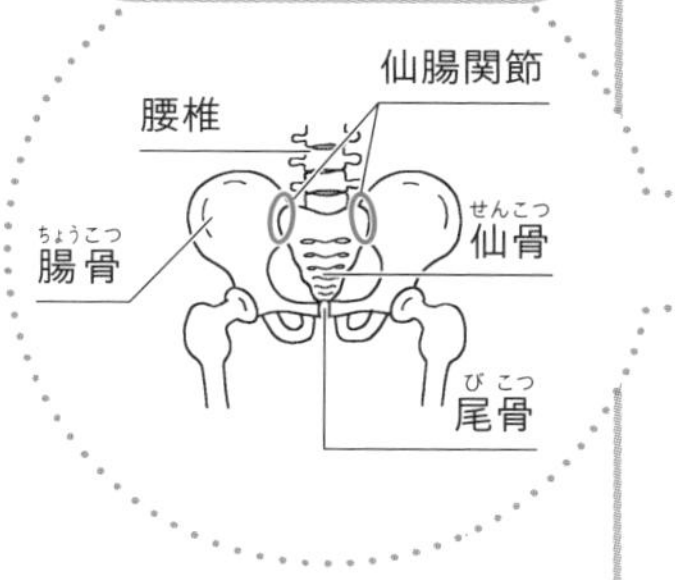
仙腸関節
腰椎
腸骨《ちょうこつ》
仙骨《せんこつ》
尾骨《びこつ》

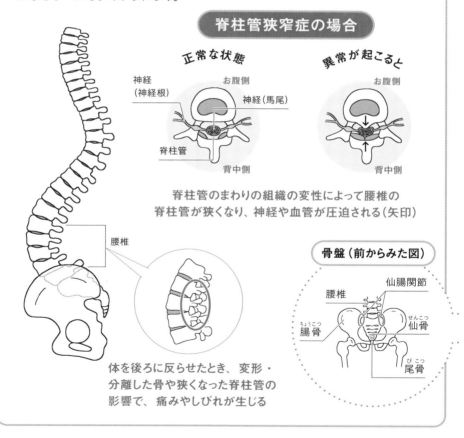

“さまざまな腰痛の物語”を経て腰に現れる脊柱管狭窄症

当院には、50代や、60代で脊柱管狭窄症と診断された人が大勢いらっしゃいます。ただし、そうした人の中で、腰の痛みを感じてすぐに検査を受けた結果、いきなり脊柱管狭窄症と診断された人はほとんどいません。

例外は、クラシックバレエを長年続けていたり、周囲から「姿勢がすごくいいね」と言われ続けてきたりするような、体を反る動きを繰り返してきた人くらいです。

その他の大部分の患者さんには、共通した「腰痛の物語」があります。

つまり、さまざまな腰の痛みの物語を経た末、現時点では脊柱管狭窄症の症状が最も強く出ているということなのです。

これは、言いかたを変えれば、**「その他の腰のトラブルも抱えた状態の脊柱管狭窄症」**です。脊柱管狭窄症に代表されるBタイプの腰痛だけでなく、Aタイプの腰痛も潜んでいて、**実は「A・Bの混合タイプ」の脊柱管狭窄症がほとんど**ということなのです。

主な腰痛のタイプと「症状の現れかた」

脊柱管狭窄症（=**Bタイプ**）と診断されても、実際は**Aタイプ**の腰痛がまだ残っている「**A・Bの混合タイプ**」であるケースがほとんど。

一般的な進行・症状出現の流れ

腰痛のタイプ	感じる「痛みの種類」
Aタイプ （前かがみになると痛むタイプ） ◇筋・筋膜性腰痛 （腰の筋肉痛） ↓ ◇椎間板症 ↓ **◇椎間板ヘルニア**	Aタイプの痛み・症状を強く感じる
↓ A・Bの混合タイプ ↓	Aタイプの痛み・症状に加えて、Bタイプの痛み・症状も現れる
Bタイプ （腰を後ろに反らすと痛むタイプ） ◇腰椎分離症 ↓ ◇腰椎分離すべり症 ↓ **◆脊柱管狭窄症**	Aタイプの腰痛がまだ残っているが、相対的にBタイプの痛み・症状を強く感じるようになる

ポイント2 脊柱管狭窄症の人の約9割が「A・Bの混合タイプ」である

脊柱管狭窄症は、「後ろに反ると痛むBタイプの腰痛」という単純な話ではなく、「前かがみになると痛むAタイプの腰痛」も潜んでいて、実態は「A・Bの混合タイプ」。これは、脊柱管狭窄症の一般向けの書籍がまだほとんどない頃に、おそらく私が日本で初めて発表した内容です。

当院での脊柱管狭窄症の症例実績からすると、痛みやしびれの原因が完全に脊柱管の狭窄でしかありえない＝**100%の脊柱管狭窄症というケースは、ほんの1割程度しかありません。**

ごくまれに、脊柱管にできた腫瘍や、精神的な問題が脊柱管狭窄症の原因になっている場合もありますが、これはほんの数%です。

その一方で、**A・Bの混合タイプの脊柱管狭窄症は、全体の約9割を占めています。**

この点に気づかずにいると、世間にあふれる脊柱管狭窄症対策をいくら続けても、痛みやしびれを完全に解決することはできません。プロローグで触れた内容の理由も、ここにあるのです。

わかりやすい例を挙げましょう。

現在70代の有名俳優の男性は、ひどい腰痛に長年苦しみ、60代のときに病院で脊柱管狭窄症の手術を受けました。ところが、彼の腰痛は手術後すぐに再発し、困り果てて当院にいらっしゃいました。

症状を詳しくうかがうと、腰痛再発の理由はすぐに判明しました。彼には、確かに脊柱管狭窄症があり、その症状がいちばん強く現れていましたが、椎間板ヘルニアの症状もかなりあり、A・Bの混合タイプの腰痛の典型とも言える状態だったのです。

ですから、**後ろに反ると痛む原因を手術で取り除いても、前かがみで痛む原因を放置していたことで、腰痛が再発したのです。**正確に言えば、手術後の再発というよりも、今度は椎間板ヘルニア（A）タイプの痛みが最も強く現れただけのことでした。

その後、彼は当院で適切な施術を数回受け、本書で紹介するものと同じセルフケアを自宅で継続することで、頑固な腰痛をやっと解消するに至ったのです。

ポイント③ 脊柱管狭窄症と「腰痛・脚のしびれ」は直結しない

医師が患者さんを脊柱管狭窄症と診断するには、基準になる診療ガイドラインがあります。それが、左ページ下にあるものです。本書のために、わかりづらい専門用語は平易な言葉に言い換えていますが、これが診断基準になっています。

ここで注目していただきたいのは、腰痛についてのとらえかたです。

①と②は、お尻から脚の症状に関する内容です。特に②は、**脊柱管狭窄症の人に非常によくみられる「間欠性《かんけつせい》跛行《はこう》」の症状**です。痛みやしびれで長く歩けないことについて書かれています。

しかし、③をみてください。脊柱管狭窄症と診断するうえで、「腰痛の有無は問わない」のです。

ですから、**④の画像診断で脊柱管の狭窄が確認されていても、腰痛が必ず現れるとは限らないということです。**

とはいえ、実情として、脊柱管狭窄症と診断された人の多くは腰痛を抱えています。

これは、いったいどういうことなのでしょうか？

ひとことで言えば、その腰痛の原因が、脊柱管の狭窄ではない場合がかなりあるということです。

ここで、ピンときた人もいらっしゃるでしょう。

それこそがまさに、**「その他の腰のトラブルも抱えた状態の脊柱管狭窄症」**であり、**「椎間板ヘルニア（A）タイプ」**と**「脊柱管狭窄症（B）タイプ」**が混合

腰部脊柱管狭窄症の「診断基準」

下記の①～④をすべて満たした場合に、「腰部脊柱管狭窄症」と診断される。

①お尻～脚の痛み・しびれがある

②お尻～脚の症状は、立った姿勢や歩く動作を続けていると出現、またはひどくなり、前屈をしたり座ったりすると軽減する

③腰の痛みの有無は問わない

④ MRI などの画像診断で、脊柱管の狭窄が確認できる

（『腰部脊柱管狭窄症診療ガイドライン 2021（改訂第 2 版）』を参考に作図）

したタイプなのです。

そのため、Ａタイプに由来する腰痛が強く現れることもよくあるのです。

さらに、④の画像診断については、注目すべき研究結果も発表されています。

それは、40歳以上の男女１６９０人を対象に行われた調査研究で、和歌山県立医科大学整形外科と東京大学医学部附属病院22世紀医療センター関節疾患総合研究講座が共同で行ったものです。

その研究発表によると、ＭＲＩ検査で腰の脊柱管に狭窄が認められた人は参加者の77・９％にものぼったものの、**腰痛や脚のしびれなどの症状がある人は全体で９・３％（男性では10・１％、女性では８・９％）という結果だったのです**（左ページ下のグラフ参照）。

つまり、年齢を重ねて40歳以上ともなれば、脊柱管が狭窄した状態になることはまったく珍しいことではなく、ひいては**脊柱管の狭窄と「今ある腰痛・脚のしびれ」は直結しない**ということです。

ですから、脊柱管狭窄症の診断と同時に手術をすすめてくる医師もいるようですが、**手術を受けるか否かの判断は慎重にするべきです。**

痛みやしびれの主原因とは違うターゲットを取り除く手術をしても、よくて症状キープ、悪ければ症状の広がりや悪化もじゅうぶんにありえます。

その前に、やれることをまず実践することが重要です。

そのために、本書にあるストレッチや生活術を、存分に活用していただきたいと思います。

脊柱管が狭窄している人で「症状が現れている割合」

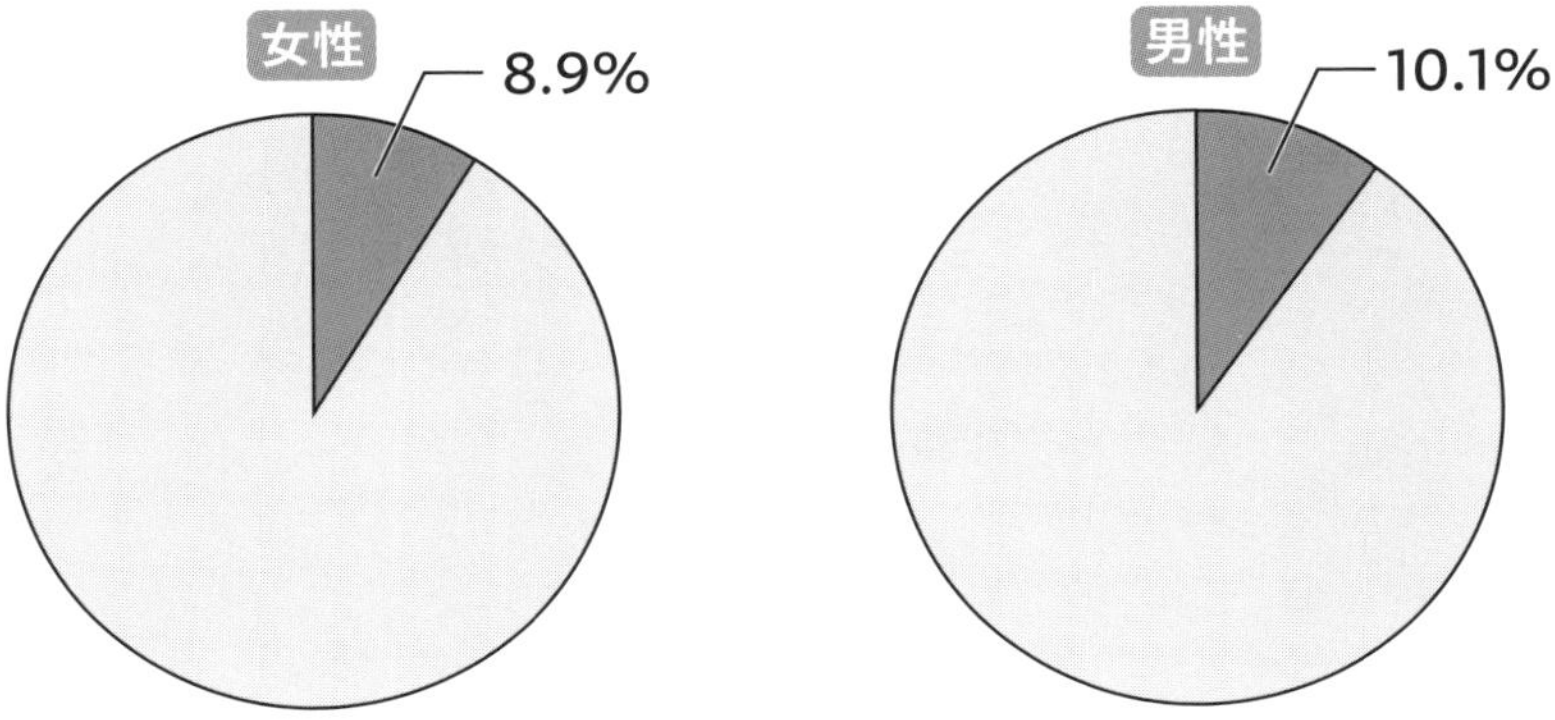

(『腰部脊柱管狭窄症の発症要因の解明：車両搭載型 MRI を用いた地域住民コホート研究』を参考に作図)

ポイント4

脚のしびれ・違和感にも「2つのタイプ」がある

脊柱管狭窄症の人が「実際に抱えている症状」として、「腰痛」に関しては18〜29ページにわたって詳しくご説明しましたので、同じく悩まされている人が非常に多い「お尻から脚にかけての症状」についても、ここで触れておきましょう。

結論から言うと、お尻から脚に現れるしびれや違和感にも、大別して「2つのタイプ」があります。

それは、**「腰の構造に原因があるタイプ」**と**「腰の構造には原因がないタイプ」**の2種類です。

前者（腰の構造に原因があるタイプ）は、腰の構造の崩壊が「椎間板ヘルニア（A）タイプ」「脊柱管狭窄症（B）タイプ」のいずれであっても、**その構造崩壊が腰から脚まで伸びている神経を圧迫することが原因になって、お尻から脚のしびれや違和感を引き起こします。**

ですから、A・Bどちらのタイプであっても、腰周りの構造を本来あるべき状態に矯正し、脚まで伸びている神経を締め付けないようにすれば、お尻から脚に現れる不調は自然と改善・解消されます。

シンプルに言うと、**第2章にあるストレッチで、腰の痛みも、お尻から脚にかけて現れるしびれや違和感も消せるということです。**

後者(腰の構造には原因がないタイプ)については、第3章で詳しい説明と痛みを解消するストレッチと特効ケアを紹介しているので、ぜひお役立てください。

脚のしびれ・違和感の「2つのタイプ」

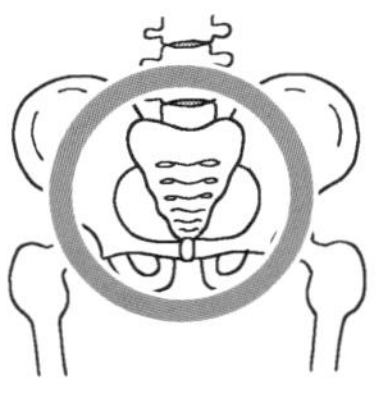

●腰の構造に原因があるタイプ

腰周りの骨の構造に問題があり、その問題のある箇所が神経を圧迫・刺激して、お尻や脚のしびれ・違和感を引き起こしている。

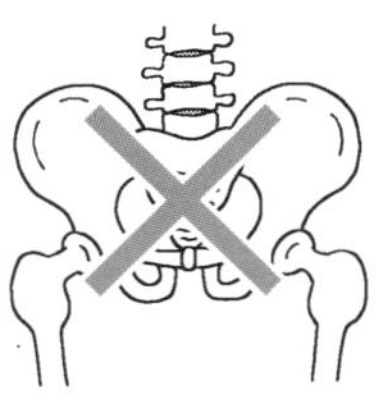

●腰の構造には原因がないタイプ

お尻・太もも裏・ひざ下などで、筋肉・筋膜による神経の圧迫や刺激が発生しているために、しびれや違和感が引き起こされている。

ポイント5 「今ある痛み・しびれ」を知ることが完治への最適アプローチ

脊柱管狭窄症は、さまざまな腰痛を経た末に現れているケースが多く、患者さんにとっては痛みやしびれが慢性化しているせいか、「現在抱えている痛みやしびれ」をご自分でも正確に把握していない人がほとんどです。

しかし、それは非常にもったいないことです。

なぜなら、**現在抱えている痛みやしびれとしっかり向き合うことは、そうした不調を完治に導く第一歩になるからです。**

すでにご理解いただいたと思いますが、腰痛や、お尻から脚にかけてのしびれ・違和感の原因は、病名だけでは決してわかりません。

そのため、病院で脊柱管狭窄症と診断されても、**脊柱管狭窄症の治療を受けさえすればいいわけではありません。**改めて言うまでもありませんが、自己診断で「私は脊柱管狭窄症」と思い込んでいる人も同様です。

ここまでの内容で、あなたはすでに「不調を自力で治すために重要なポイント」を4つ手にしています。

- 腰痛には「2つのタイプ」がある
- 脊柱管狭窄症の約9割が「A・Bの混合タイプ」である
- 脊柱管狭窄症と「腰痛・脚のしびれ」は直結しない
- 脚のしびれ・違和感にも「2つのタイプ」がある

そして、**残る1つが、実際に今のご自分の腰に起こっているトラブルを確認することです。**現在抱えている痛みやしびれを的確に把握し、腰の状態を知ってこそ、皆さんそれぞれが不調を解消する「最適なアプローチ」を実現でき、「自分で」「最短で」**「根本的に」治すことができるのです。**

そこで、次ページにあなたの現在の腰の状態＝「腰痛のタイプ」を知ることができる、簡単なセルフチェックテストを用意しました。普段の生活で感じていることを思い出しながら、当てはまるほうに丸をつけていきましょう。

「自分の腰痛のタイプ」がすぐにわかるチェックテスト

それでは早速、左ページにあるチェックテストをしてみましょう。

なかには、**「これまで意識してこなかったのでわからない」**という項目があるかもしれません。

そうした場合は、「治すために必要なこと」と心に刻んで、該当する項目の場面での感じかたを覚えておくようにしてください。

また、いずれかの項目について、**「どちらか一方に決められない」**という人もいらっしゃるでしょう。

その場合は、無理に決める必要はなく、Aタイプと、Bタイプの両方に丸をつけていただいてかまいません。

そして最終的に、**それぞれのタイプでチェックした個数を出しておきましょう。**

チェックテスト：あなたの「腰痛のタイプ」はどっち？

	Aタイプの腰痛 (=主に前かがみで痛む)	Bタイプの腰痛 (=主に反ったときに痛む)
イスに30分間以上座っている間や安静時の痛みの有無	痛い (または、しびれる)	痛くない (または、症状が変化する)
正座※をしている間の痛みの有無	痛くない	痛い (または、しびれる)
せき・くしゃみが腰に響くか否か	響く	響かない
体を動かしたときの痛みの出かた	動き始めは痛いが、動いているうちに楽になる	動いていると痛みが増す
痛みが現れる時間帯	朝	夕方や雨・台風の日
痛みの種類・主に痛む部位	ズキンとした激痛が主に腰に現れる	重だるい鈍痛を、腰よりも脚やお尻に感じる
チェックした数	個	個

※床での座りかた(正座)の姿勢の場合 (97ページ参照)

チェックテストの診断結果&実践する「最適ストレッチ」

前ページのチェックテストで、**A・Bそれぞれのタイプに当てはまった数によって、今のあなたの腰がどのような状態になっているかを診断できます。**判定の目安は、左ページ上にある表を参考にしてください。そこでわかったタイプに沿って、最適なストレッチをするには38ページにある表を参考にしましょう。

なお、ほとんどの人は、チェックテストでA・B両方のタイプに当てはまる項目があったはずです。そして、「Aで当てはまった数」と「Bで当てはまった数」に差があると思います。ですから、ストレッチを行う際は、**その「当てはまった個数」を「実践する割合」に生かすことをおすすめします。**

例えば、Aタイプの数が2個、Bタイプの数が4個の人は、「すべてのタイプ向け」のストレッチに加えて、「Bタイプ向け」のストレッチを「Aタイプ向け」のストレッチよりも多めに行うように心がけるといったぐあいです。

痛み・しびれの「真の原因」判定の目安

チェックテストでA・Bの両方に当てはまる項目がある	**椎間板ヘルニア（A）タイプと脊柱管狭窄症（B）タイプの「混合状態」のトラブルが原因の可能性大**
チェックテストでAのほうだけに当てはまる項目がある	**椎間板ヘルニア（A）タイプの腰のトラブルが原因の可能性大**
チェックテストでBのほうだけに当てはまる項目がある	**脊柱管狭窄症（B）タイプの腰のトラブルが原因の可能性大**

ストレッチの効果を高めるポイント

❶ 上の判定の目安でタイプを確認し、「最適ストレッチ」実践早見表（38 ページ参照）に沿ってストレッチを実践する

❷ 床で行うストレッチは、フローリングやたたみなど、硬めの床の上で行う

❸「イタ気持ちいい」と感じる程度の加減で行う

❹ できるだけ毎日実践し、効果が現れやすい3週間後まで続けてみる

「最適ストレッチ」実践早見表

● 腰周りの痛みを早く消したい！

椎間板ヘルニア（A）タイプと脊柱管狭窄症（B）タイプの「混合状態」のトラブルが原因の人	「すべてのタイプ」向けのストレッチ3種類（42～49ページ参照） ＋ 「Aタイプ」向け（50～57ページ参照）と、「Bタイプ」向け（58～65ページ参照）のストレッチを実践する
椎間板ヘルニア（A）タイプの腰のトラブルが原因の人	「すべてのタイプ」向けのストレッチ3種類（42～49ページ参照） ＋ 「Aタイプ」向け（50～57ページ参照）のストレッチを実践する
脊柱管狭窄症（B）タイプの腰のトラブルが原因の人	「すべてのタイプ」向けのストレッチ3種類（42～49ページ参照） ＋ 「Bタイプ」向け（58～65ページ参照）のストレッチを実践する

● お尻や脚のしびれ・違和感を早く消したい！

原因が腰のトラブルの場合	上の表にある要領でストレッチを実践する
原因が腰のトラブルではない場合	76～83ページにあるストレッチを実践する

第 2 章

SAKAI'S METHOD

腰の痛みを自分で治す！簡単ストレッチ&特効ケア

FOR BACK PAIN

ベーシック（基本）編

関節・骨・筋肉のトラブルを効率的に矯正する著効ストレッチ

それでは、脊柱管狭窄症《せきちゅうかんきょうさくしょう》による「腰周りの痛み」「お尻や脚のしびれ・違和感」などの不調を最短経路で解消できるセルフケアを、順にご紹介していきます。

まず、この第2章では、「腰周りの痛み」の真の原因である「**関節・骨・筋肉に起こっているトラブル**」を**効率的に矯正できるストレッチをお伝えします。**

これらのストレッチは、もちろん「腰周りの痛み」の改善・解消に優れた効果を発揮します。

さらに、30ページでもお伝えしたように、「**腰の構造に原因があるタイプ**」の「**お尻や脚のしびれ・違和感**」**についても、症状の改善・解消を導きます。**

つまり、すべてのストレッチが、腰周りの関節・骨・筋肉を本来あるべき状態に整えて、痛みやしびれ、違和感の根本的な解決ができるものばかりなのです。

これには理由があります。当院で患者さんに行っている施術と同じメカニズムが働くように工夫し、誰でも簡単に実践できるように考案したストレッチだからです。

ストレッチの種類としては、「ベーシック（基本）編」と「アレンジ（シーン別）編」をご用意しました。40〜65ページでは、**ご自宅での実践向きの「ベーシック（基本）編」をご紹介します。**

ご自身に最適なストレッチは第1章でおわかりになったと思いますが、改めてすぐに確認できる表が38ページにあります。全ストレッチに共通した「ストレッチの効果を高めるポイント」（37ページ参照）も参考にしながら、早速始めてみてください。

ストレッチに用意するもの

テニスボール　3個

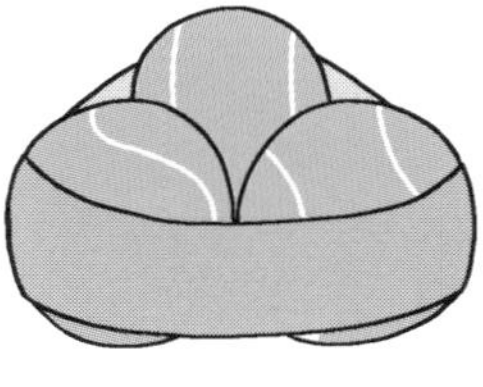

硬式のテニスボール3個を三角形の状態でぴったりとくっつけ、ガムテープなどを巻いて固定する

→ 64 ページで使用

テニスボール　2個

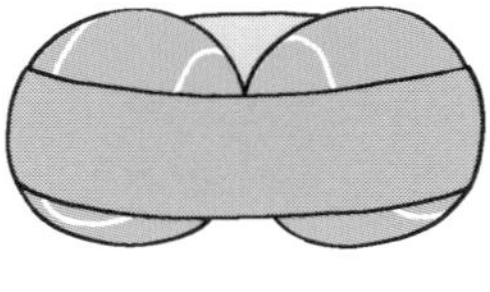

硬式のテニスボール2個をぴったりとくっつけ、ガムテープなどを巻いて固定する

→ 42、48、52 ページで使用

痛み解消

すべてのタイプ

仙腸関節ストレッチ

腰を家に例えるなら、「仙腸関節《せんちょうかんせつ》」は土台に相当するほど重要な関節です。

しかし、そもそも仙腸関節は、正常な状態のときでも前後左右に数ミリしか動かない関節です。そのわずかな可動域（動く範囲）があることで、体の荷重や外部からの衝撃を和らげるクッションの役割を果たしているのですが、可動域が非常に狭いだけに、ひっかかりを起こしやすい関節でもあります。

実は現在、約8割もの日本人に、仙腸関節の不調があるとされています。私のこれまでの経験では、**腰の痛みを抱えている人のほぼ全員に仙腸関節の機能不全がみられるほどです。**

ですから、なんらかの不調が腰にあるなら、真っ先に仙腸関節をケアすべきです。

このストレッチを行うと、固まっていた仙腸関節はゆるんで可動域が広がり、スムーズに動くようになります。

また、こうして仙腸関節の機能が正常化されると、**腰椎《ようつい》・椎間板《ついかんばん》・腰周りの筋肉などに押し寄せていた負荷がかなり軽減され、神経が圧迫されていた場合はその度合いも緩和されます。**

つまり、そのぶんだけ、腰周りの痛みは軽減、そして解消に向かうということなのです。

1 まずは目印の尾骨を確認

お尻の割れ目の上の出っ張った部分=「尾骨《びこつ》の先端」を探し、そこに握りこぶしをあてておく。

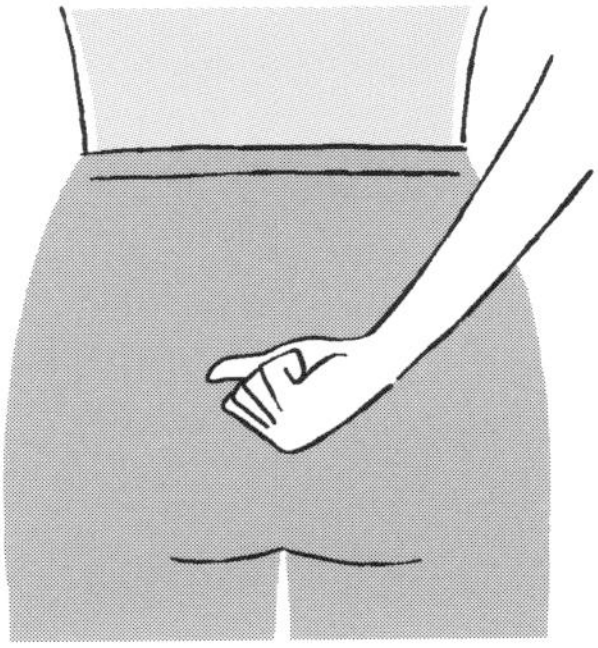

2 握りこぶしの上にテニスボールを乗せる

*1*の握りこぶしの上の位置=「仙腸関節」に、あらかじめ用意しておいた2個のテニスボールを左右中央にくるように乗せる。

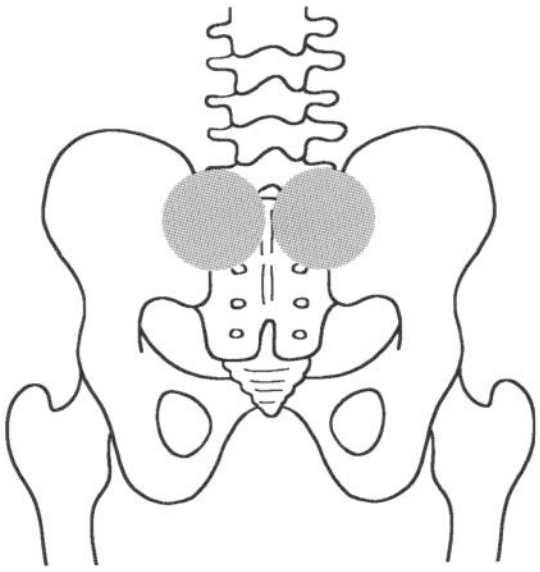

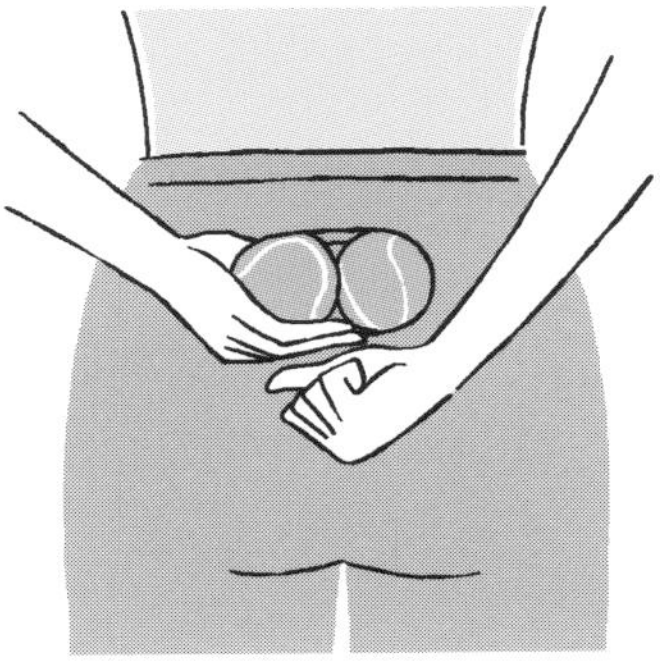

3 1〜3分間、仰向けに寝る

握りこぶしを外し、ボールの位置がズレないように注意しながら仰向けに寝て、その体勢を1〜3分間キープ。

回数の目安は、1日1〜3回。

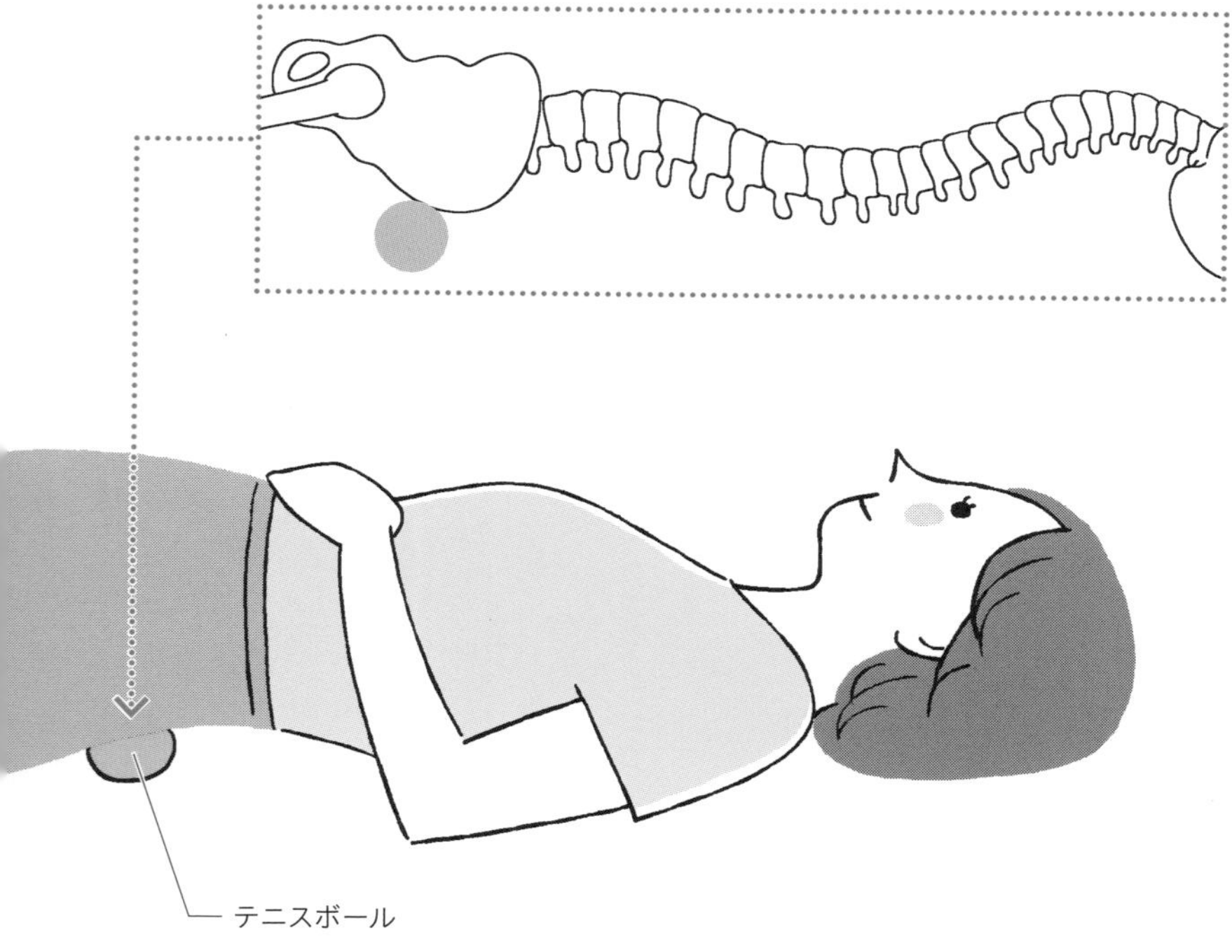

NG

第4腰椎と第5腰椎は刺激しないこと！

脊柱管狭窄症は、第４腰椎と第５腰椎に起こりやすいので、テニスボールで刺激しないように注意。

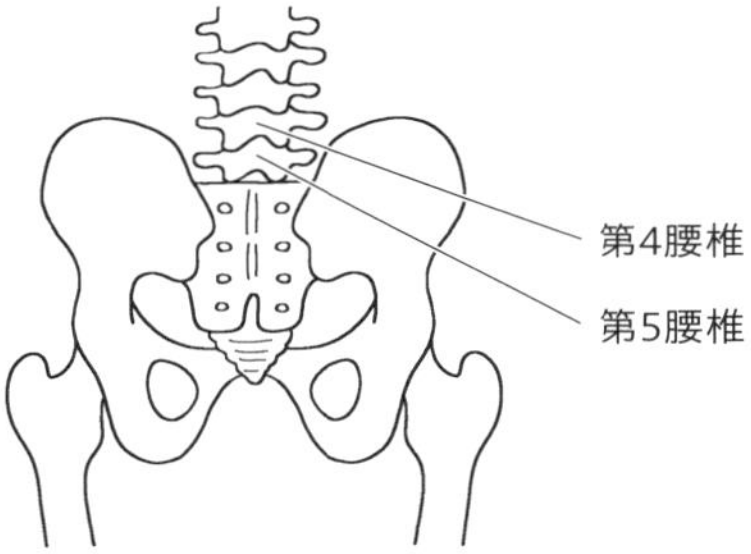

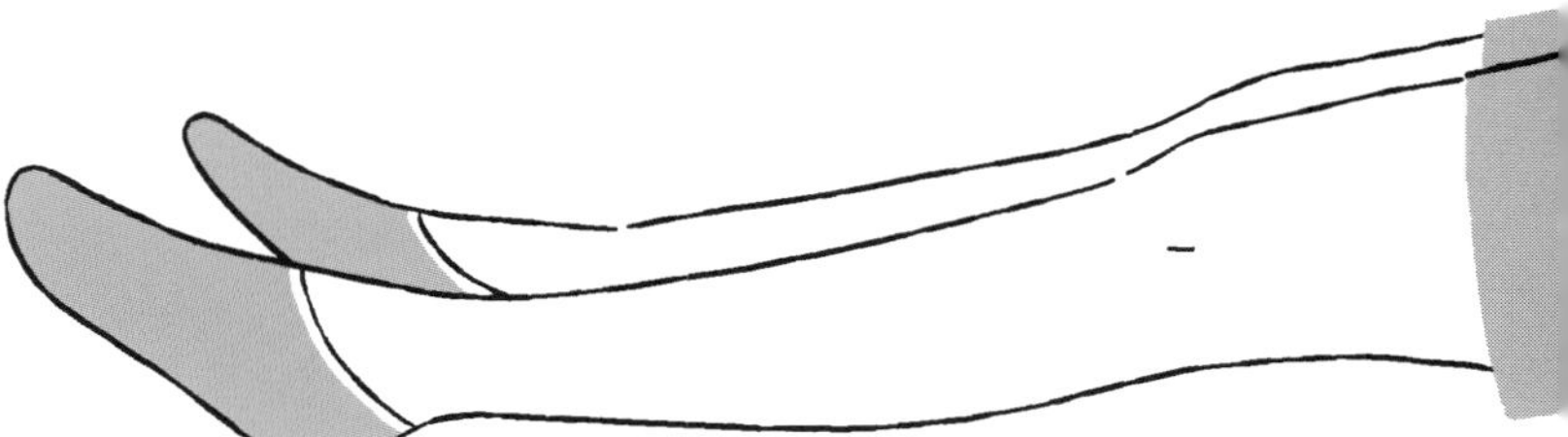

すべてのタイプ

体ひねりストレッチ

現代の日本人は、デスクワークや家事などで前かがみの姿勢になることが多いようです。たいていの人は左右どちらかに少し偏った前かがみの姿勢を取り、その姿勢で「より強い負荷をかけている側」から、腰椎の椎骨《ついこつ》どうしの間が詰まって固くなっていきます。

腰の痛みが最初に現れるのは、その「より強い負荷をかけている側」からです。

そこで、このストレッチの要領で体をひねれば、**痛む側の腰椎の間のスペースを広げられ、過剰な負荷から解放できるのです。**

また、腰をひねる動作をするので、腰椎の可動域を広げ、腰椎をスムーズに動かせるようにする効果もあります。腰椎がスムーズに動くようになれば、腰に悪い姿勢や動作をしない限り、**一つひとつの椎骨は本来あるべき位置に少しずつ戻っていきます。**

さらに、ひざを床につけた状態でひねるので、お尻全体を気持ちよく伸ばすことにもなり、固くなっていたお尻の筋肉（大殿筋《だいでんきん》や中殿筋《ちゅうでんきん》など）をほぐすことにもなります。

これらの作用により、腰の関節や筋肉などの全体的な動きががぜんよくなり、腰からお尻にかけての痛みは軽減・解消されるのです。

1 痛みがあるほうの腰を上にして寝る

床の上で、痛みがあるほうの腰を上にして横向きに寝て、同じ側の脚を90度に曲げ、そのひざを床につける。

2 上半身を反対側にひねる

床につけたひざが浮かないように手で押さえつつ、痛いほうの腕を伸ばしながら、上半身を反対側にひねる。その体勢を30秒間キープ。回数の目安は、1日1～2回。

※ *1*をとばして*2*の動きだけをしないこと。
*1*から*2*への動きが大切

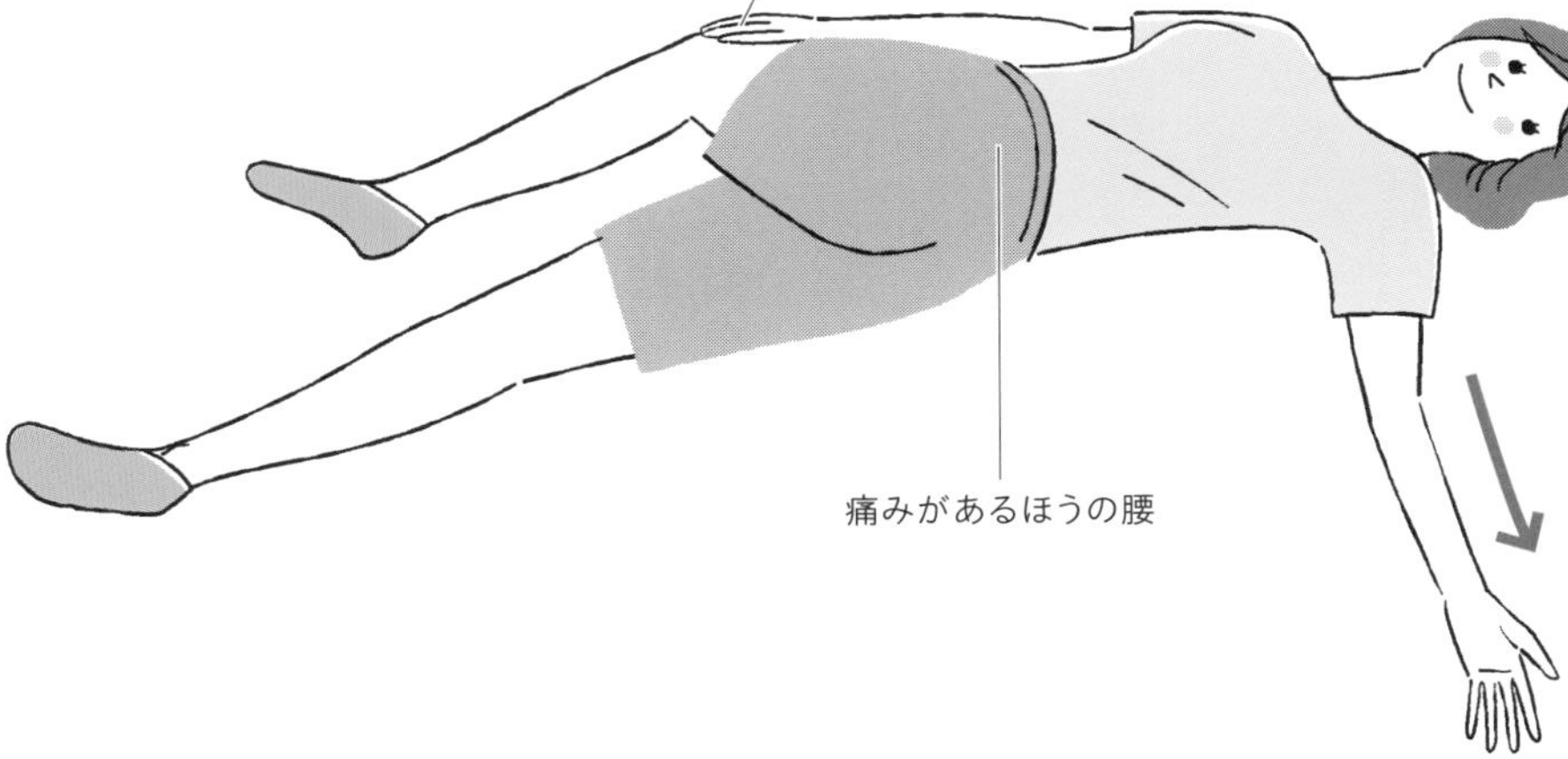

痛み解消

すべてのタイプ

肩甲骨ストレッチ＋あご押し

脊柱管狭窄症（B）タイプの腰痛の要因が強い人には、「背骨全体での椎骨の並びかた」をみたときに、ある特徴があります。

それは、

❶腰の下のほう（第4・第5腰椎）が後方に反りすぎ、骨どうしの間が狭くなっている

❷肩甲骨《けんこうこつ》の位置から背骨が前方へ倒れ込むような形（スウェイバック）になっている

❸首（頸椎《けいつい》）も前方へ倒れ込む形になっている

ということです。

❶については、重度であるほどみられる特徴で、Bタイプの腰痛解消に不可欠なことなので、ピンポイントの作用をもたらすストレッチを別に用意しています（60・64ページ参照）。

そして、❷と❸の問題を一気に解決できるのが、このストレッチです。

肩甲骨の位置にある背骨（胸椎《きょうつい》）にはボールに乗ることで生まれる力、首（頸椎）には手で押し込む力が加わり、**前方へ倒れ込むような形を矯正するメカニズムが働きます。**

また、Aタイプの人も、前かがみで首が前に出る「悪い姿勢」になりがちなので、両方のタイプにとって背骨全体を「本来あるべき状態」にする有益なストレッチなのです。

1 肩甲骨の間にテニスボールをセット

左右の肩甲骨の間に、あらかじめ用意しておいた2個のテニスボールが左右中央にくるように乗せる。

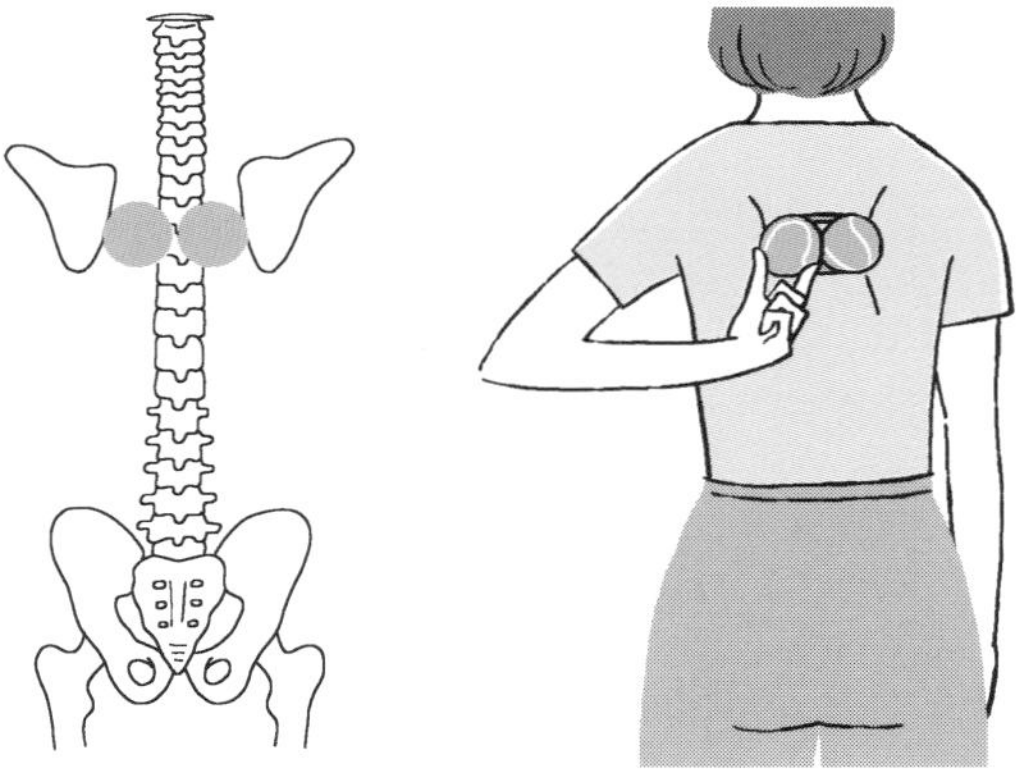

2 1〜3分間、仰向けに寝ながら、あごを押す

ボールの位置がズレないように注意しながら仰向けに寝て、さらに「痛くないほう」の手であごをグーッと押す。その体勢を1〜3分間キープ。回数の目安は、1日1〜3回。

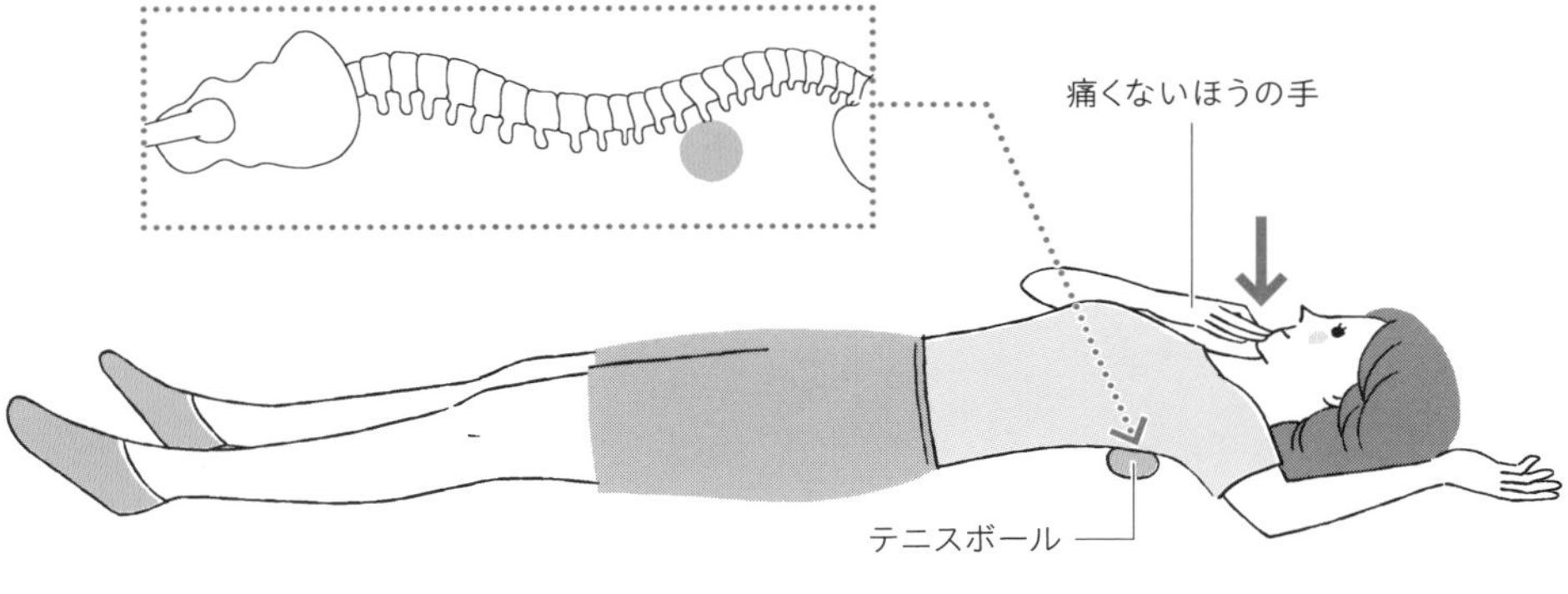

痛み解消

椎間板ヘルニア

Aタイプ

手のひら・オットセイストレッチ

本来、背骨は小さな骨（椎骨）が積み重なって、全体としてはゆるやかなS字状カーブを描いています。そして、背骨の腰の部分を構成する腰椎では、5つの腰椎の縦の並びが少しだけ反ったカーブの形（前弯《ぜんわん》）になっています。

しかし、前かがみになりがちな習慣があるとカーブが失われてほぼ直線状になり、さらにひどくなると前傾姿勢そのままの「前方へ向かったカーブ」に近づいてしまいます。

こうなると、Aタイプの腰痛の特徴である、**「腰椎の前側に過剰な負荷がかかる↓腰周りのさまざまな組織にも余計な負荷が増大する↓腰痛が悪化する」**という状況になります。

前かがみと正反対の体勢を取るこのストレッチには、前述したように前方へカーブしがちな腰椎を後ろに引き戻し、前に傾きがちな重心も後方へ引き戻す作用があります。**腰椎の柔軟性を取り戻す作用も備わっています。**

ですから、腰椎の前方にばかりかかっていた負荷がうまく分散されるようになり、Aタイプの腰痛のリスクを軽減できるのです。

さらに、ズレていた仙骨の位置を矯正する作用もあるので、**腰椎と仙腸関節の連動性を高める効果もあるストレッチなのです。**

1 正座の体勢から、前方で手のひらをつける

床の上で、正座の体勢になってからお尻を上げ、上体を前方へ傾けつつ、両腕を前方へ真っすぐに伸ばし、両方の手のひらを床につける。両方の手のひらを床につけたら、ゆっくり大きく息を吸う。

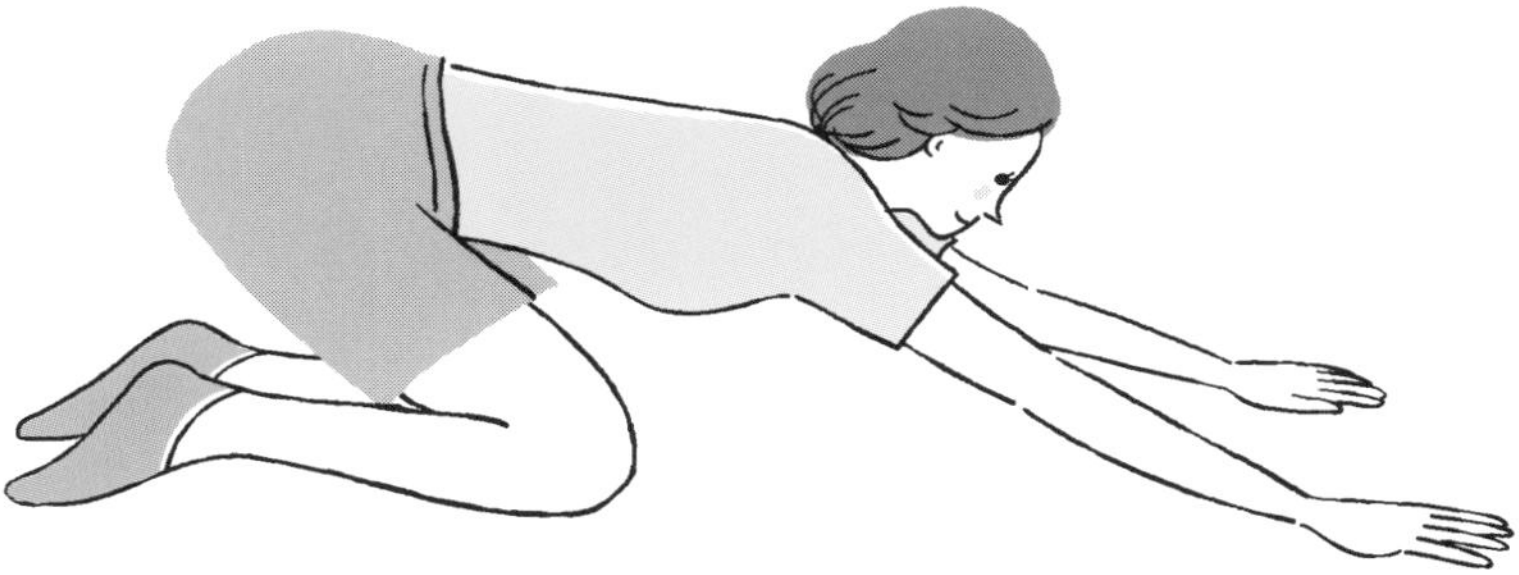

2 腕を伸ばして腰から背中を反らす

息を吐きながら、ゆっくり腕を伸ばしてオットセイのように腰から背中を反らす。その体勢を1～3分間キープ。回数の目安は、1日1～3回。

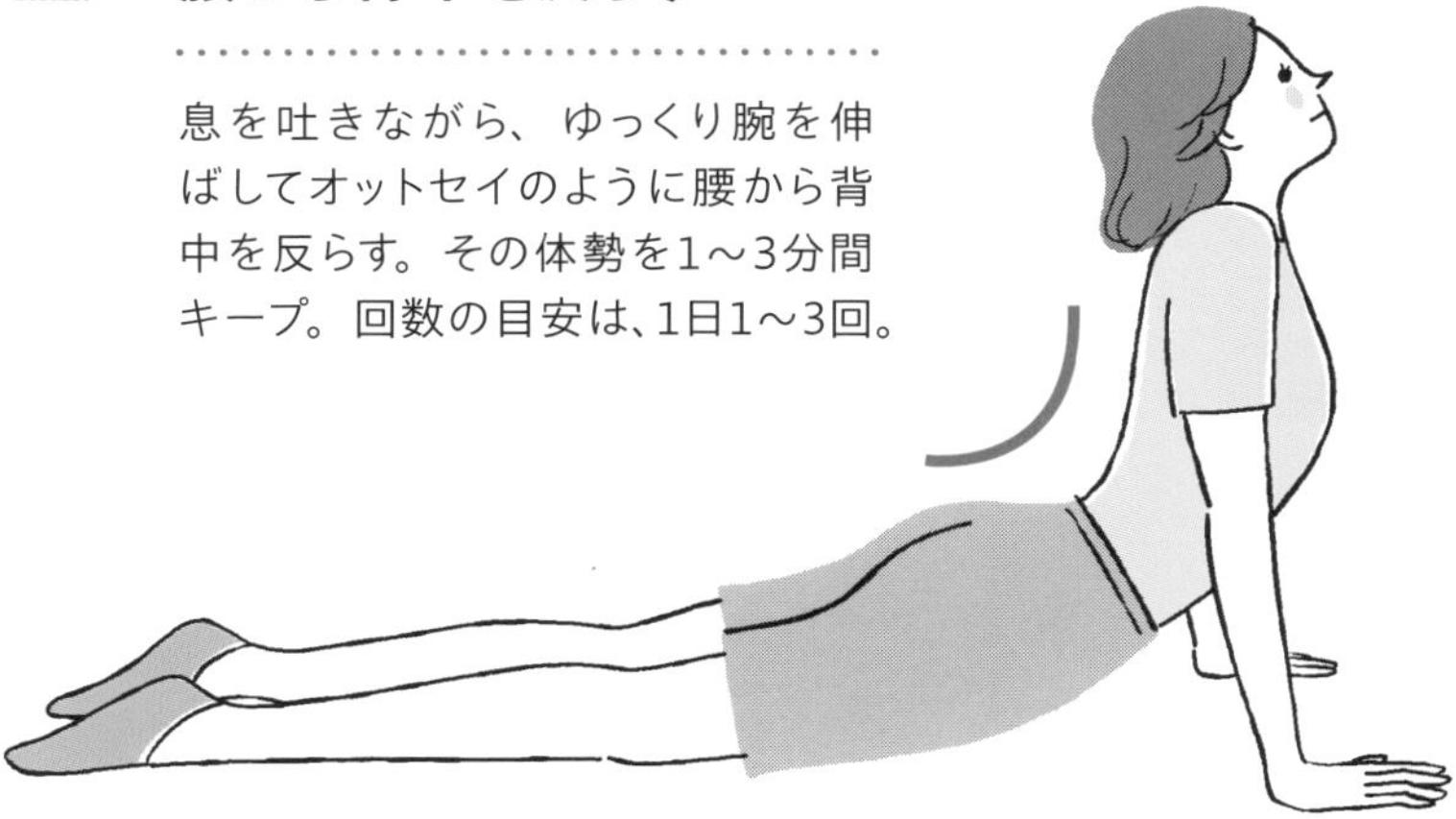

※息を吐きながら行う

痛み解消

椎間板ヘルニア

Aタイプ

胸腰椎ストレッチ

このストレッチでテニスボールを当てている位置の正式名称は「胸腰椎移行部《きょうようついいこうぶ》」といい、**5つある腰椎の中でいちばん上にある腰椎（第1腰椎）と、そのすぐ上にある胸椎の最下部（第12胸椎）との接続部分です。**

50ページでご説明した「手のひら・オットセイストレッチ」は、5つの腰椎の並びを矯正するものでした。ただし、前かがみの悪い姿勢によるダメージがさらに蓄積されていると、悪影響は腰椎だけにとどまらず、背骨の中ですぐ上にある胸椎にも及びます。

そして、腰から背中が全体的にほぼ直線状の「**フラットバック（平背）**」になったり、本来とは逆に前方へカーブした形になったりして、**本来は加わるはずのない負荷がここに押し寄せ、腰痛の悪化を助長してしまいます。**

そうした問題を解決し、腰から背中の痛みを改善・解消するのが、このストレッチです。

美容師・保育士・看護師・調理師、車の運転やデスクワークを長時間している人に、胸腰椎移行部から体が前方へ曲がり、前かがみの悪い姿勢をよくみかけます。

ぜひ、このストレッチを実践して、悪い姿勢を矯正してみてください。

1 肩甲骨と腰の中間にテニスボールをセット

肩甲骨と腰の中間の位置（胸腰椎移行部）に、あらかじめ用意しておいた2個のテニスボールが左右中央にくるように乗せる。

※ボールの位置の目安は、みぞおちの裏側あたり

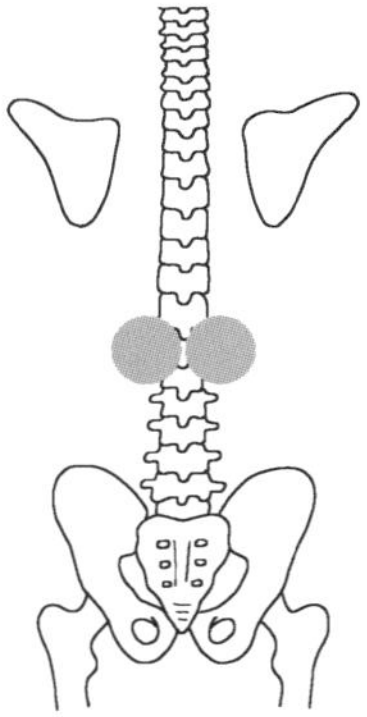

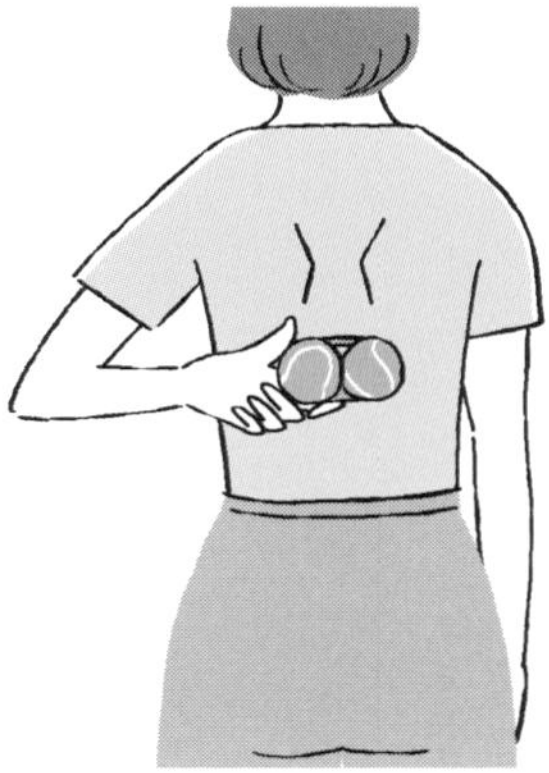

2 1〜3分間、仰向けに寝る

ボールの位置がズレないよう注意しながら仰向けに寝て、その体勢を1〜3分間キープ。回数の目安は、1日1〜3回。

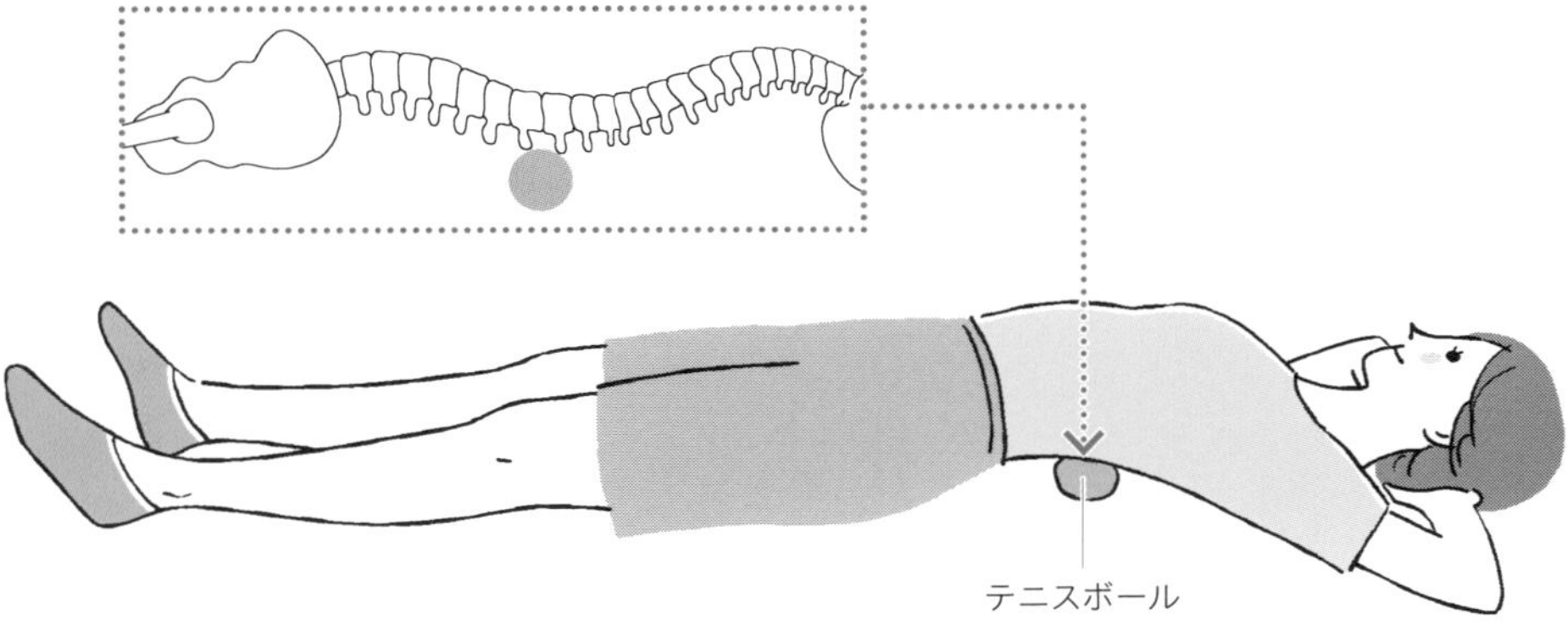

痛み解消

椎間板ヘルニア

Aタイプ

テーブルで腰反らし

Aタイプの腰痛の人では、前かがみの姿勢や動作が習慣化されているケースがほとんどで、そのために腰椎の前側のスペースが非常に狭まりがちです。

そのぶん、**腰椎の椎間板内部から髄核が背中側の外へ飛び出しやすく、神経を圧迫する度合いは高まってしまいます。**

このストレッチには、**腰椎の前側の椎骨どうしの間のスペースを効率的に広げる作用があります。**つまり、前述した問題の根本的な解決をできるということです。

一見すると、同じように腰を反らしていることから、「手のひら・オットセイストレッチ（50ページ参照）と同じでは？」と思われるかもしれませんが、両者には明確な違いがあります。

手のひら・オットセイストレッチは、床に伏せた体勢で行います。それに対し、「テーブルで腰反らし」は、立った体勢で行います。

脚の力を抜いて腕だけで体を支え、腰を反らした体勢を取ると、**体重と重力がかかり、腰椎の前側を広げる力として自然と働きます。**

つまり、腰椎前側のスペースを広げる作用がよりいっそう強く、その点に特化したストレッチなのです。

1

両方の手のひらをテーブルにつける

テーブルの正面に立ち、肩幅くらいに開いた両方の手のひらをテーブルにつく。

2

両脚の力を抜いて、腰を反らす

両腕で体重を支えながら、両脚の力を抜いて腰を反らす。その状態を1～3分間キープ。回数の目安は、1日1～3回。

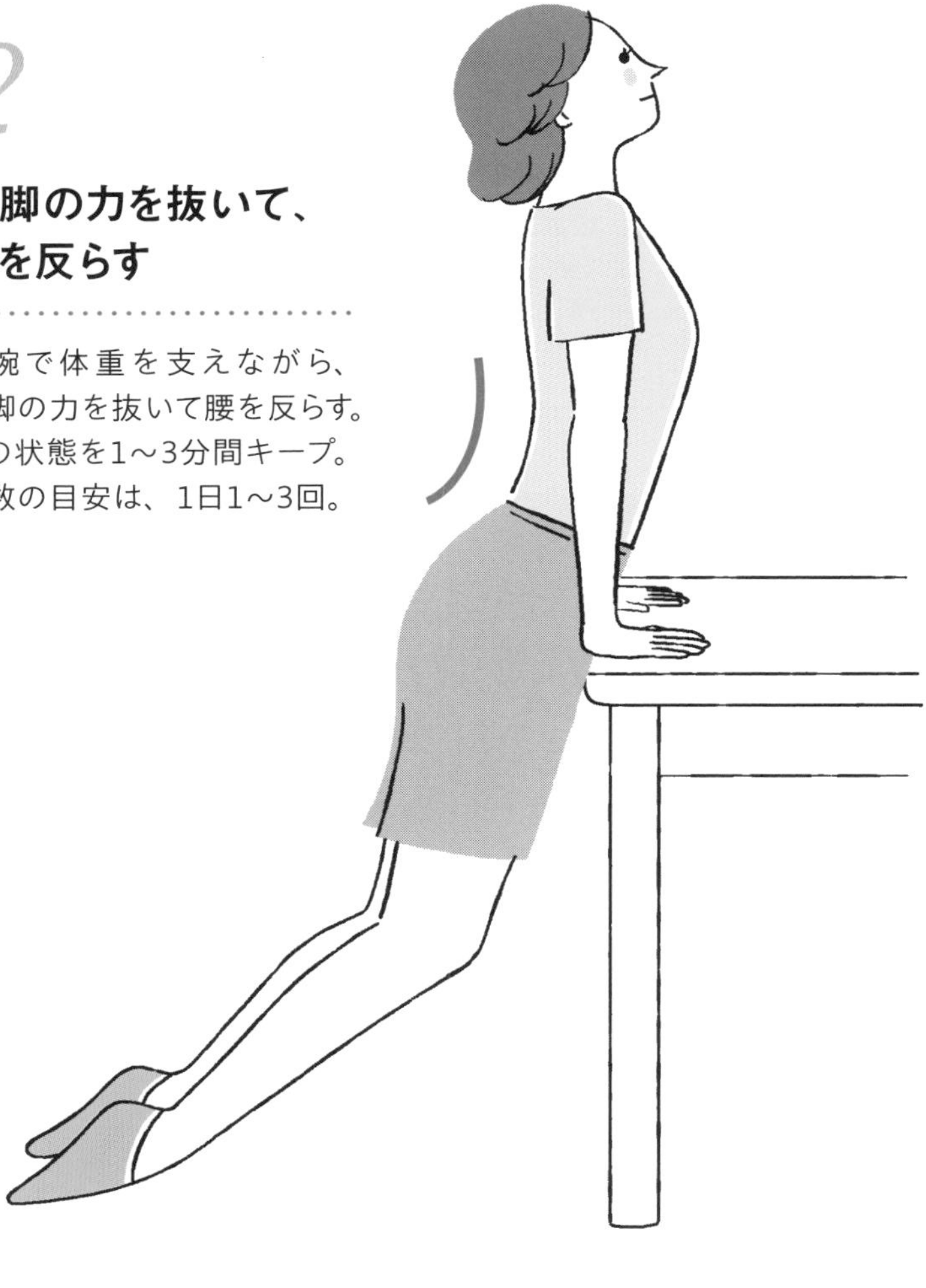

痛み解消

椎間板ヘルニア

Aタイプ

後方脚振りストレッチ

このストレッチでは、立った状態で脚を前後に大きく振ることで、**脚の重さと遠心力を利用した「腰のセルフケア」ができます。**

脚を後ろに向けて強く振ることには、きちんとした理由があります。

Aタイプの腰痛の人は、日常的に前傾姿勢を繰り返してきた傾向があり、それは自分にとって楽な、得意な動き・体勢を取り続けてきたことになります。また、一般的に腰痛が出てくるのは、左右のどちらか一方です。これは、**普段から前傾姿勢・前かがみになったとき、より多くの荷重がかかっているほうでトラブルが現れるということです。**

しかし、このストレッチの要領で、痛みがあるほうの脚を後方へ強く振ると、いつもとは逆の苦手な動き・体勢をすることになるので、継続するうちに、腰椎を含めた背骨全体をぐっとスムーズに動かせるようになります。

加えて、痛む側の前方ばかりにかかっていた負荷が分散され、本来の左右均等で真っすぐな状態に引き戻す作用も加わります。

その結果、**椎間板内部の髄核は押し出されにくく、自然と引っ込みやすくなります。**だから、Aタイプの腰痛対策にうってつけなのです。

1 脚を前方へ軽く振り上げる

痛み・だるさ・しびれなどがあるほうの脚を、前方に向けて軽く振り上げる。

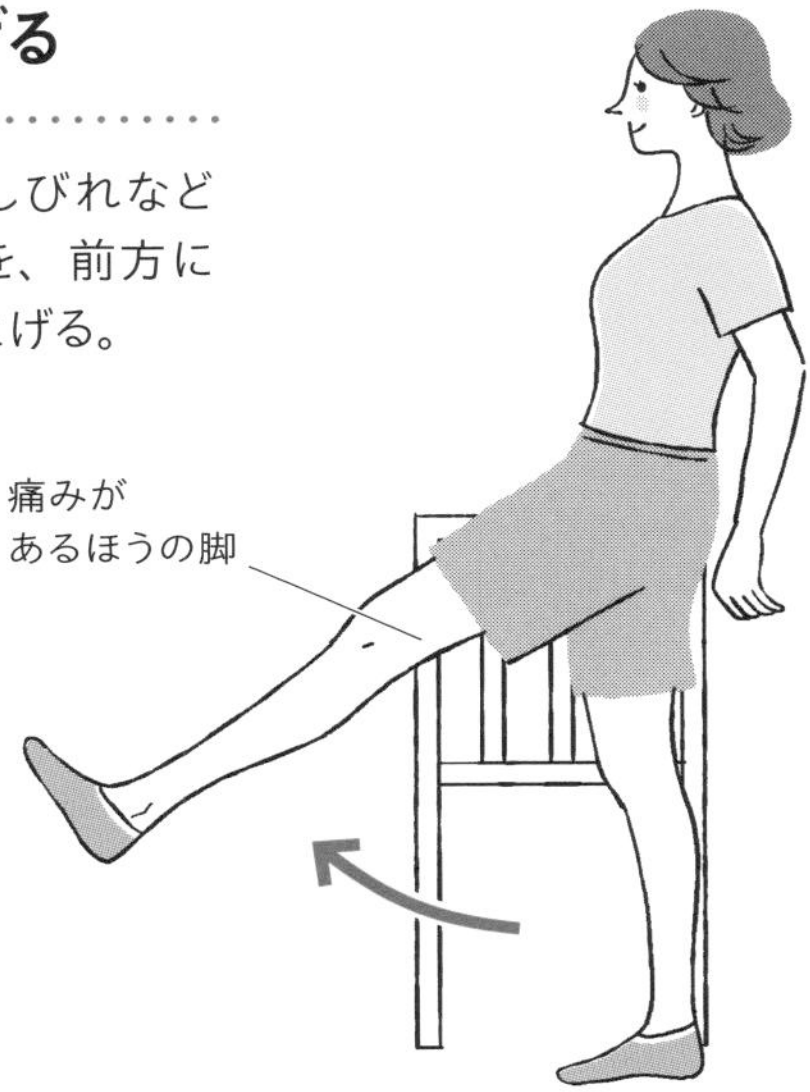

※バランスを崩して転倒しないよう、振る脚と反対側の壁に手をついたり、イスに手をかけたりして行うこと

2 脚を後方へ強く振り上げる

*1*で前方へ振り上げた脚を、今度は後方へ強く振り上げ、さらに前後への脚の振り上げを30〜40回繰り返す。回数の目安は、1日1〜3回。

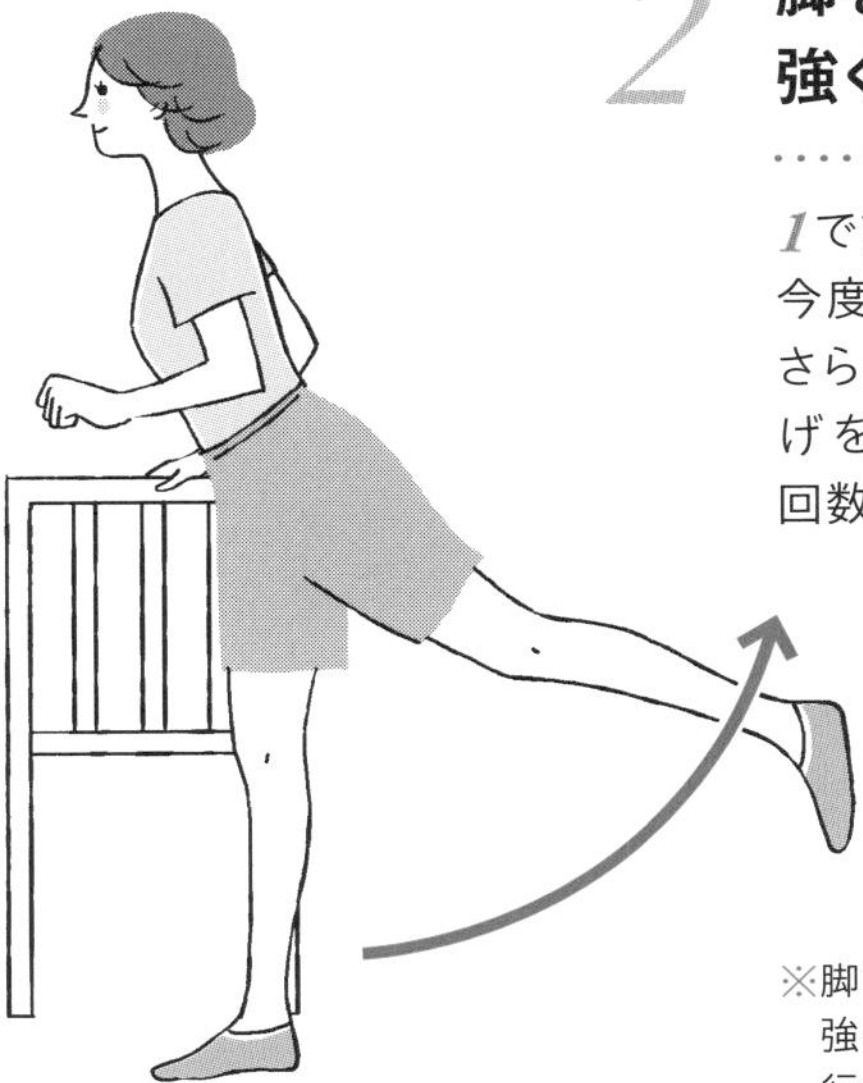

※脚を後方へ振るときは、強く振るように意識して行うこと

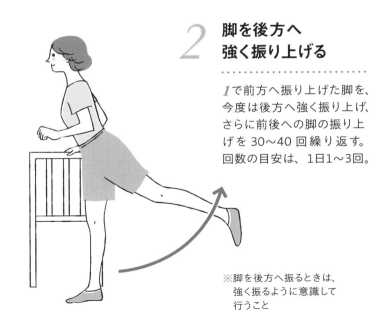

痛み解消

脊柱管狭窄症

Bタイプ

ネコストレッチ＆怒りネコストレッチ

Bタイプの腰痛は、一般的にはAタイプの腰痛を経た後に起こります。第1章でもご説明しましたが、改めてシンプルにいうと、

Aタイプ：腰椎の前側の構造が崩壊し、椎間板から髄核が後ろ側へはみ出した椎間板ヘルニアの状態になる

↓

Bタイプ：腰椎の構造崩壊が後ろ側にまで及び、神経の通っている脊柱管が狭くなり、痛み・しびれを引き起こす脊柱管狭窄症の状態になる

ということです。

だから、腰椎の後ろ側のケアも不可欠なのです。そこで最適なのが、「ネコストレッチ」や「怒りネコストレッチ」です。

これらの要領で腰から背中を丸めれば、当然、腰椎の後ろ側のスペースは広がります。そのため、**腰椎の後方で神経が通っている脊柱管の内部のスペースに余裕が生まれ、神経の圧迫度合いが緩和されます。**

また、Bタイプでは、腰を反りすぎた姿勢を取ってきたため、背骨の左右を縦に走る筋肉（脊柱起立筋《せきちゅうきりつきん》）が収縮・緊張している場合が多いのですが、その筋肉を少し伸ばして弛緩《しかん》させる作用もこれらのストレッチには備わっています。

ネコストレッチ

1 正座をして、上体を前方に倒す

床の上で、正座をして大きく息を吸ったら、両腕を前に伸ばしていき、上体を前方に倒す。

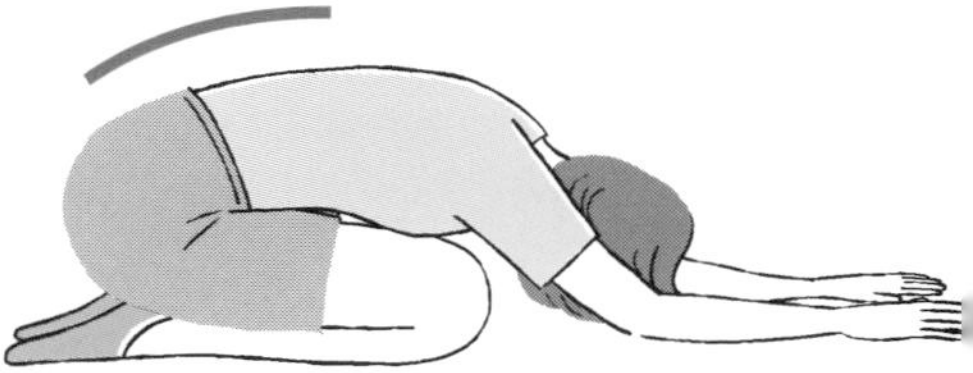

2 腰から背中を丸める

息を吐きながら、腰から背中をできるだけ丸める。その体勢を1～3分間キープ。回数の目安は、1日1～3回。

怒りネコストレッチ

1 床の上に両手とひざをつける

両腕・両脚を肩幅程度に開いて両手とひざを床につけ、大きく息を吸う。

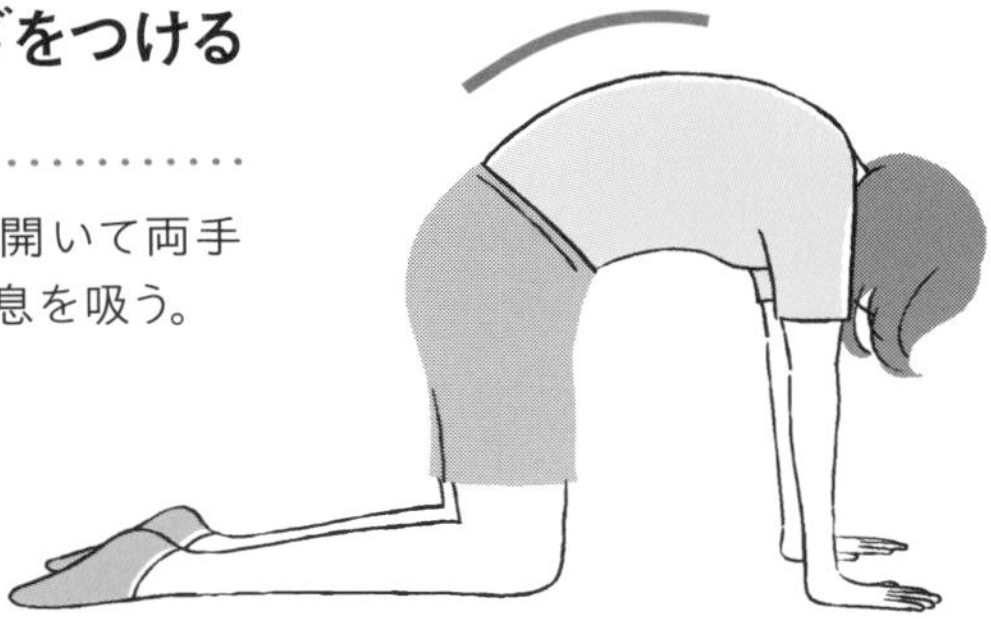

2 腰から背中を大きく丸める

息を吐きながら、ネコが怒ったときのように腰から背中を大きく丸め、おへそをみる。その体勢を1～3分間キープ。回数の目安は、1日1～3回。

痛み解消

脊柱管狭窄症

Bタイプ

ひじ・オットセイストレッチ

「あれっ⁉　Bタイプ向けなのに、腰を反らしていいの？」と思った人もいるかもしれませんが、このストレッチをおすすめするのにはきちんとした理由があります。

Bタイプの人の腰椎には、**「腰の下のほう（第4・第5腰椎）が後方に反りすぎている」「肩甲骨の位置から背骨が前方へ倒れ込むような形（スウェイバック）になっている」**という特徴があります。

これは、みかたを変えると、本来は5つの腰椎でゆるやかなカーブを描くはずなのに、胸椎のスウェイバックの悪影響が腰の上のほう（第1～第3腰椎）に及び、さらにそのしわ寄せで第4・第5腰椎のところが「余計に大きく反っている」とも言えるのです。

このストレッチでターゲットにしているのはずばり第1～第3腰椎で、ここに後方へ反らすメカニズムが働きます。

すると、第4・第5腰椎だけではなく、**5つの腰椎全体でゆるやかなカーブを描けるようになり、上に続く胸椎のスウェイバックを矯正する後押しにもなります。**ですから当然、一部に過剰な負荷がかかって引き起こされていた痛みは、改善・解消されるということなのです。

1 うつ伏せになって床にひじをつける

床の上でうつ伏せになり、顔の横に両手がくるようにして床に伏せ、大きく息を吸う。

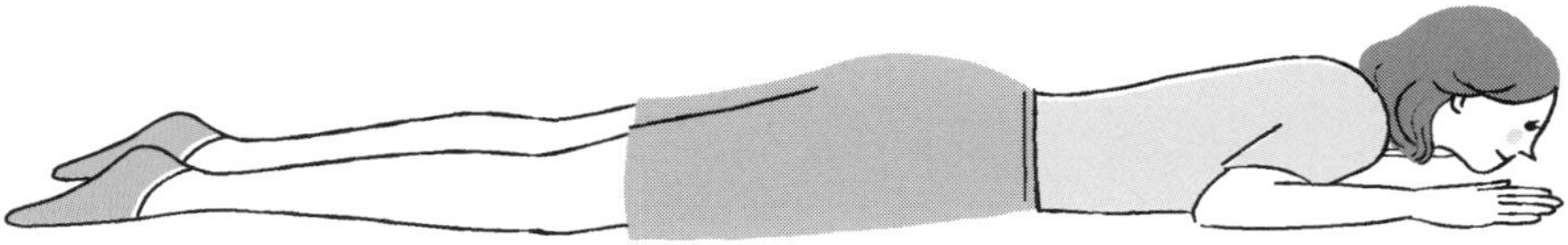

2 上体を上げて腰を反る

両ひじで上体の重みを支えつつ、息を吐きながらゆっくり上体を起こす。その体勢を1～3分間キープ。回数の目安は、1日1～3回。

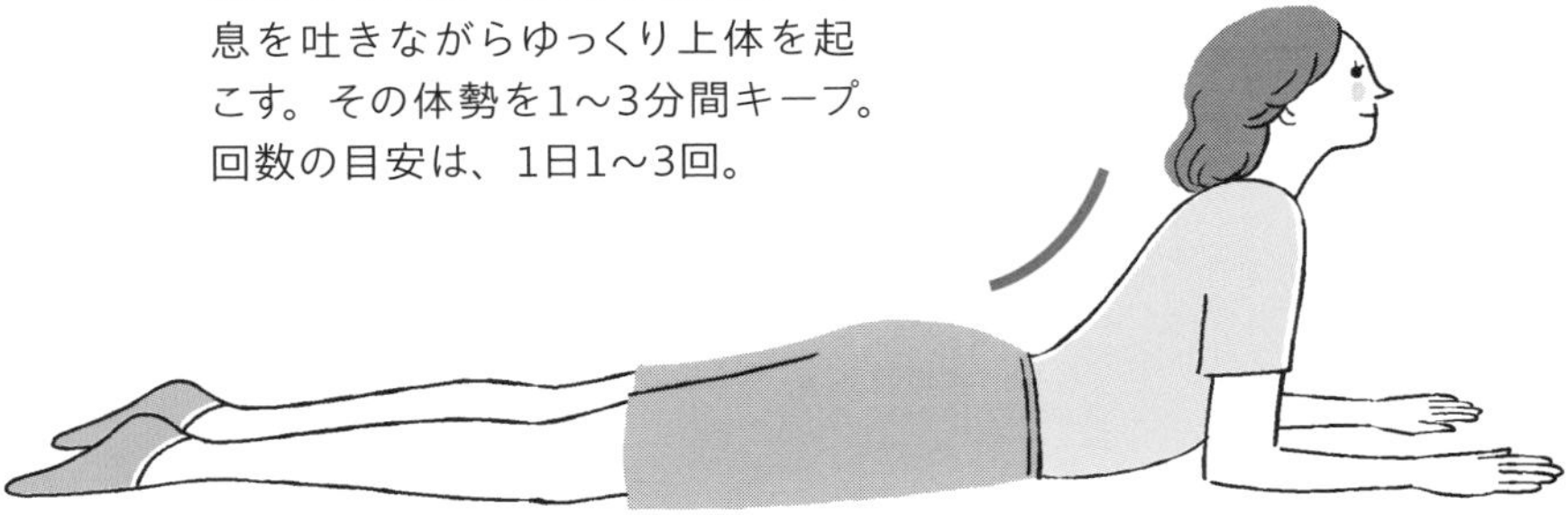

※息を吐きながら行う

痛み解消

脊柱管狭窄症

Bタイプ

前方脚振りストレッチ

この「前方脚振りストレッチ」は、56ページでご紹介した「後方脚振りストレッチ」の逆バージョンです。

腰痛のAタイプとBタイプは、それぞれの原因としてはほぼ逆の特徴があります。ですから、脚を強く振る方向も、「Aタイプに適しているのは後方」「Bタイプに適しているのは前方」ということになります。

得意な動き・体勢とは反対の、苦手な動き・体勢をすることによって、**腰椎を含めた背骨全体の機能向上や、負荷の分散というメリットを得ることができます。**

さらに加えるなら、前方へ脚を強く振るように意識すると、お尻全体を適度に伸ばすことになります。

これが、**お尻から脚にかけてのしびれや違和感の改善・解消にも大いに役立ちます。**

これは、お尻を適度に伸ばすことによって、しびれ・違和感の原因になる**「お尻の筋肉の緊張・硬直による神経の締め付け」が和らぐからです。**

お尻から脚にかけてのしびれや違和感は、Bタイプのほうが強く現れる傾向がありますので、ぜひ試してみてください。

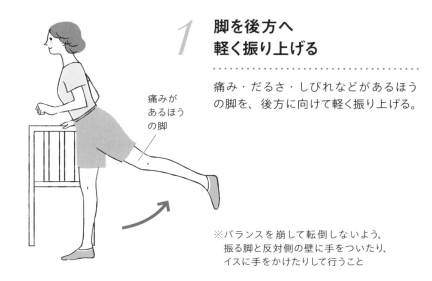

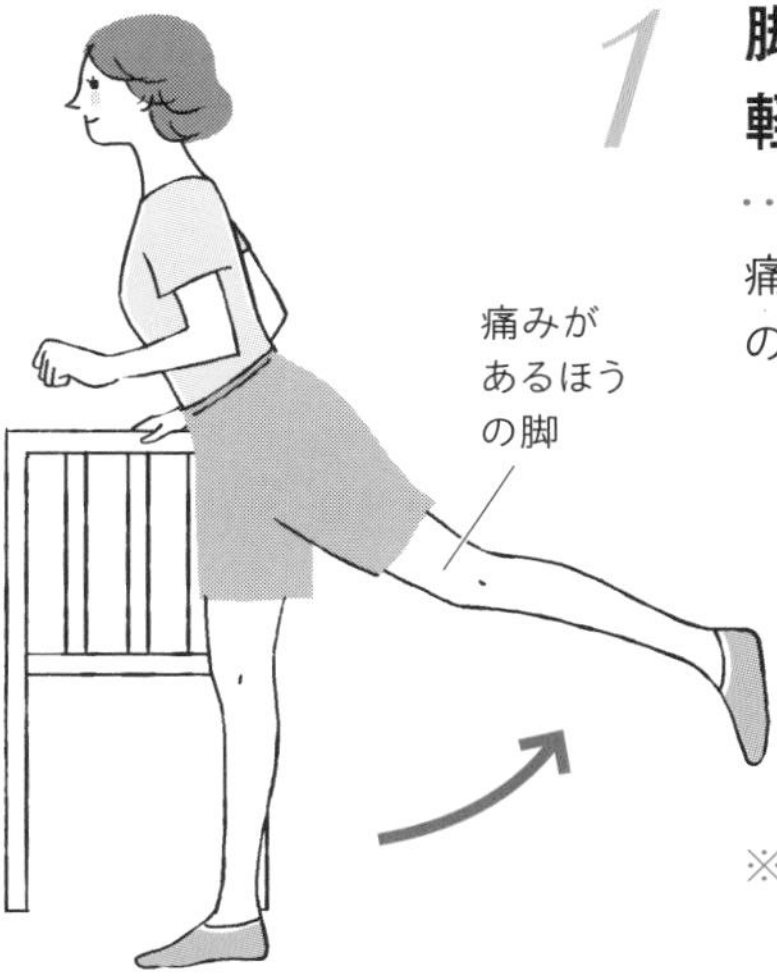

1 脚を後方へ軽く振り上げる

痛み・だるさ・しびれなどがあるほうの脚を、後方に向けて軽く振り上げる。

※バランスを崩して転倒しないよう、
振る脚と反対側の壁に手をついたり、
イスに手をかけたりして行うこと

2 脚を前方へ強く振り上げる

*1*で後方へ振り上げた脚を、今度は前方へ強く振り上げ、さらに前後への脚の振り上げを30～40回繰り返す。回数の目安は、1日1～3回。

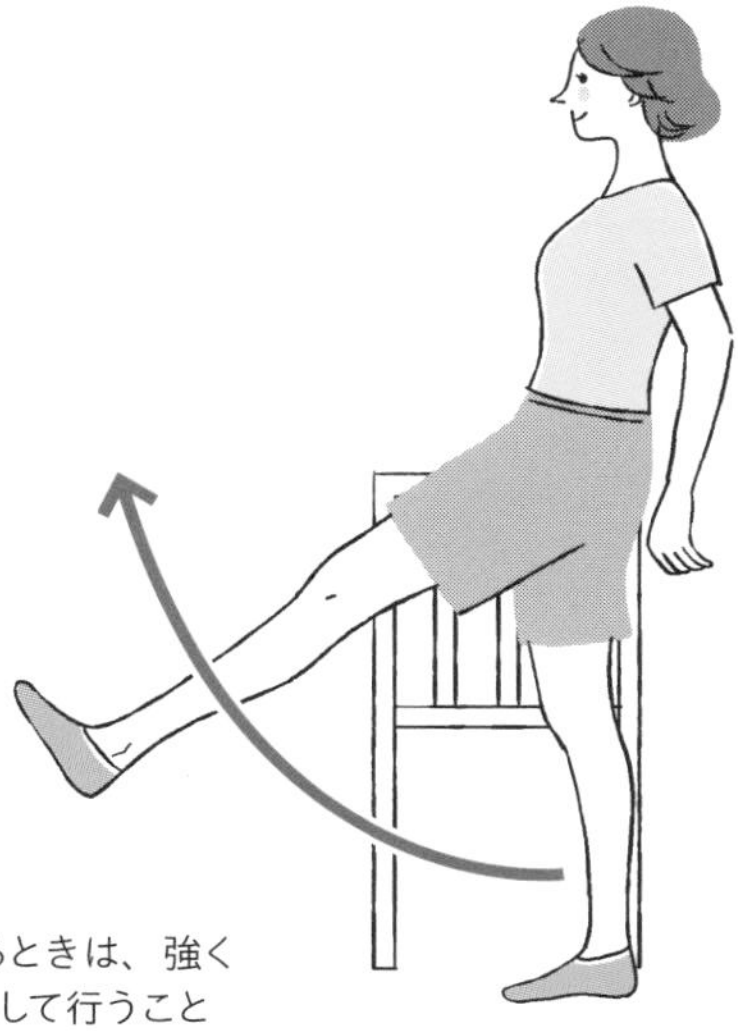

※脚を前方へ振るときは、強く
振るように意識して行うこと

痛み解消

脊柱管狭窄症

Bタイプ

テニスボール座布団

こちらも、Bタイプの人の腰椎の特徴＝**「腰の下のほう（第4・第5腰椎）が後方に反りすぎている」**という状態を矯正するうえで、非常に効率的なストレッチです。

このストレッチでは、腰椎のすぐ下にある仙《せん》骨《こつ》（21ページ参照）を3個のボールで取り囲んでいます。ですから、そのまま床に座って前屈すると、体の重みが仙骨へ直接伝わり、仙骨を前方へ押し込むことで、**Bタイプで特徴的な「仙骨の前傾」が矯正される作用をもたらします。**

すると、仙骨のすぐ上＝腰の下のほう（第4・第5腰椎）は、構造的に大きく反る必要がなくなり、腰椎全体の並びが整うのです。

さらに、このストレッチの要領で前屈すると、第4・第5腰椎の間、仙骨と第5腰椎の間の、関節（椎間関節《ついかんかんせつ》）を効率的に広げられます。

すると、神経を圧迫したり刺激したりする度合いが減り、痛みやしびれの改善・解消につながるということです。

ただし、**Aタイプの原因が強い椎間板ヘルニアなどの人は、このストレッチを行わないでください。**仙骨を前方に押し込んだり、前屈をして椎間板の前方への圧を高めたりすることが、状態の悪化につながりかねないからです。

1

目印の尾骨の先端を確認

お尻の割れ目の上の出っ張った部分=「尾骨の先端」を探し、そこに指を当てておく。

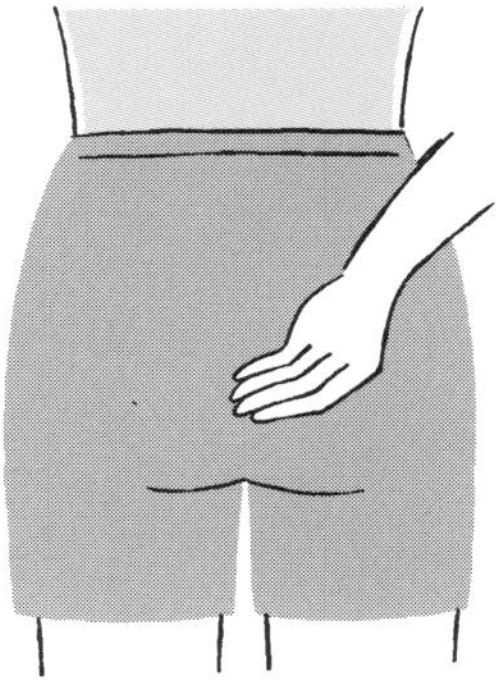

2

指先の位置にテニスボールをセット

あらかじめ用意しておいた3個のテニスボールを逆三角形の形で持ち、*1*の指先の位置に下側のボール1個が乗るようにセットする。左右中央にくるように注意して。

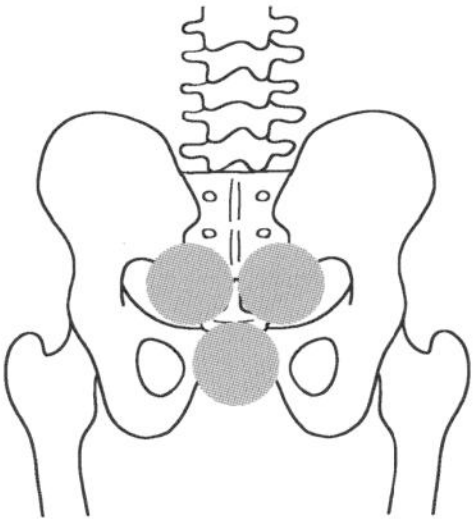

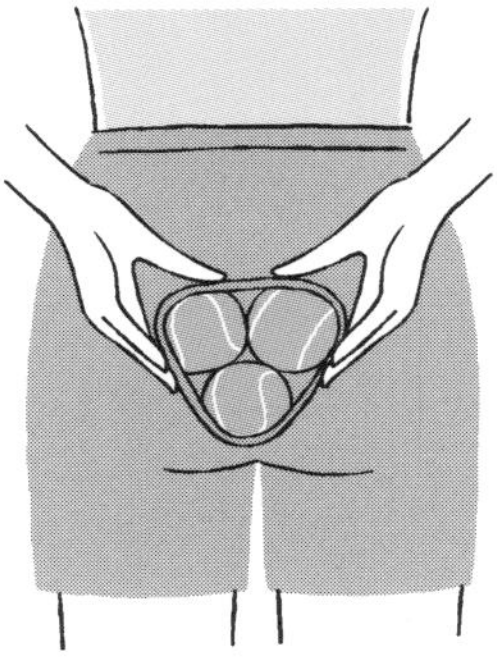

3

床に座り、前屈する

テニスボールの位置がズレないように注意しながら、床に脚を伸ばして座り、上半身を前屈させる。できるだけ前屈した体勢を1～2分間キープ。回数の目安は、1日1～2回。

※痛みが強いときは、壁などに片手を添えて、腰を丸めるだけでもOK。痛みぐあいに合わせて、負荷を調整しながら行うこと

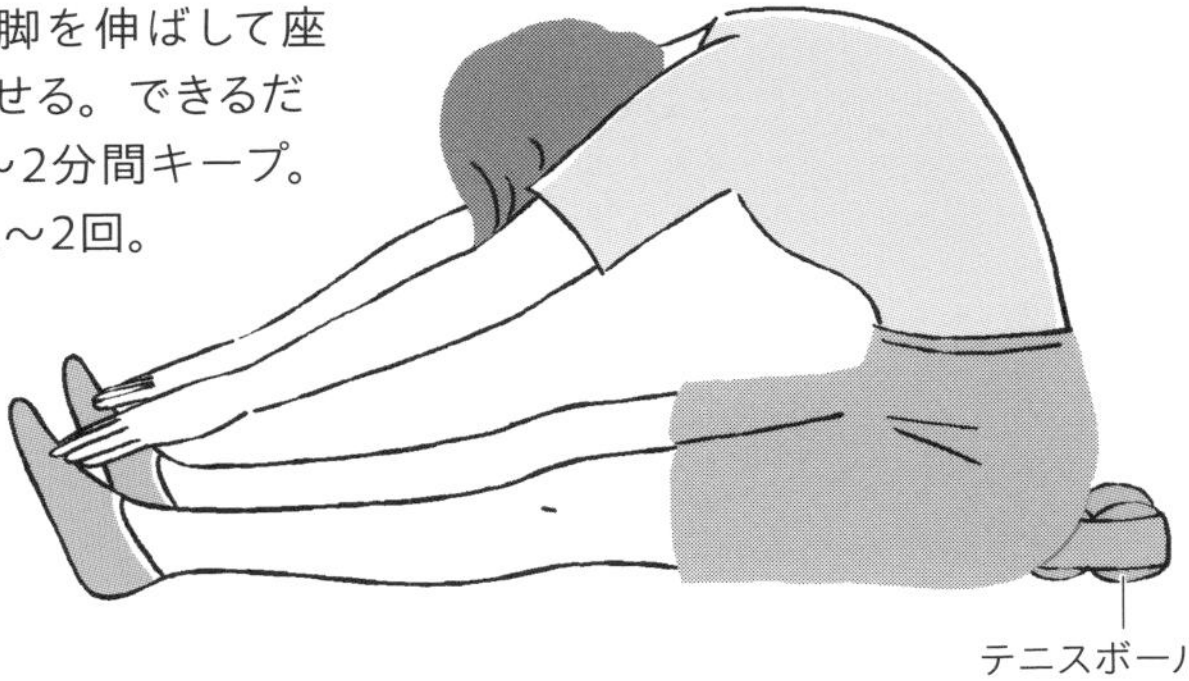

アレンジ（シーン別）編

不快でやっかいな症状をより早く、より効率的に撃退！

ここからは、腰周りの「関節・骨・筋肉に起こっているトラブル」を効率的に矯正できるストレッチの中でも、「アレンジ（シーン別）編」のものをご紹介します。

40〜65ページでご紹介した「ベーシック（基本）編」が、床に伏せて行うなどの「ご自宅での実践向きのもの」であるとしたら、こちらは**「いつでも、どこででも、パッとできるもの」**ととらえてください。

「ベーシック（基本）編」にプラスして、こちらの「アレンジ（シーン別）編」も適宜実践すれば、不調の改善・解消はさらに早まるはずです。実践すればするほど、仕事や家事をしている間に蓄積しがちな関節疲労・筋肉疲労を最小化できると言っていいでしょう。

また、実際にやっていただければわかりますが、「アレンジ（シーン別）編」のストレッチについては「それほど他人の目を気にせずにできること」も考慮しています。

ですから、**仕事中や外出先、家事の合間などに、できるだけ積極的に行うことをおすすめします。**

なお、こうした特長のある「アレンジ（シーン別）編」のストレッチも、「**ベーシック（基本）編」と効果の大きさは変わりません。**こちらも、当院で患者さんに行っている施術と同じメカニズムが働くように工夫したものです。よくある「伸び」などをするよりも、腰周りの関節や筋肉のトラブルに対して合理的・効率的にアプローチできます。

不快でやっかいな症状をより早く、より効率的に改善・解消するために活用してみてください。

痛みをより早く改善・解消する対策

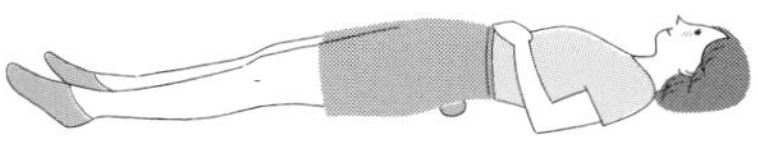

◎「ベーシック（基本）編」のストレッチをできるだけ毎日行う

38 ページの表を参考に、自分の腰痛タイプに合った「ベーシック（基本）編」のストレッチを、できる範囲でいいのでなるべく毎日実践する。

＋

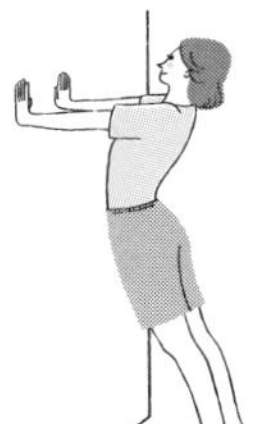

◎スキマ時間を利用して、「アレンジ（シーン別）編」のストレッチをプラスして適宜行う

仕事や家事の合間などに、「アレンジ（シーン別）編」のストレッチを行うと、いっそう効率的！

痛み解消

椎間板ヘルニア

Aタイプ

立ち&座りオットセイストレッチ

「立ちオットセイストレッチ」と「座りオットセイストレッチ」は、ともにAタイプ向けのベーシック編として50ページでご紹介した「手のひら・オットセイストレッチ」のアレンジバージョンです。

- **前方へカーブしがちな腰椎を後ろに引き戻す**
- **前方に傾きがちな重心も後方へ引き戻す**
- **腰椎の柔軟性を回復させる**
- **腰椎の前方にばかりかかっていた負荷を分散する**
- **腰椎と仙腸関節の連動性を高める**

この5つの作用は、手のひら・オットセイストレッチと同様に備わっています。

また、仕事や家事、勉強などの合間でこまめに行うようにすると、**腰から背中にかけての張り・だるさなどの蓄積を抑えられます。**

仕事などで前かがみの姿勢を続けていると、「背骨の左右で縦に走る筋肉（脊柱起立筋）が引っ張られ続ける→脊柱起立筋が付着している腰の仙骨が引っ張られ続ける→腰周りの組織のバランスが崩れて腰周りの筋肉が硬直する」という状態になります。そして、腰の筋肉痛（筋《きん》・筋膜性腰痛《きんまくせいようつう》）が発生します。この負の連鎖を、いちばん最初の段階で断ち切るのです。

立ちオットセイストレッチ

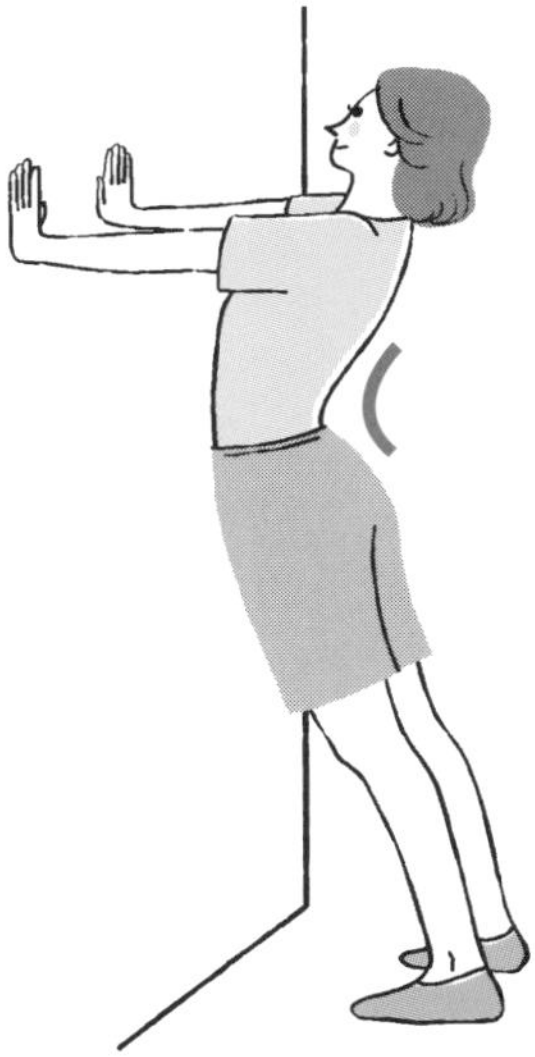

1 両腕を上げて壁に向かって立つ

壁に正面に向かい、両腕を自分の体と垂直になるところまで上げ、両方の手のひらと壁が20cmほどの位置に立つ。両足は肩幅程度に開く。

2 壁に手をついて腰から背中を反らす

両ひじを真っすぐ伸ばしたままで両方の手のひらを壁につけ、両足の位置がズレないように注意しながら、腰から背中を反らす。その体勢を15秒間キープ。回数の目安は、1日2〜3回。

座りオットセイストレッチ

1 イスに座って背すじを伸ばす

イスに腰かけ、股関節《こかんせつ》・ひざ・足首をできるだけ直角に近い状態の座りかたにしてから、背すじを伸ばして正面をみる。

2 お腹を前方へ突き出して腰から背中を反らす

下半身は *1* の状態のままで、両肩を後方へ強く引き、同時にお腹を前方へ突き出して腰から背中を反らす。その体勢を15秒間キープ。1日に何回行ってもOK。

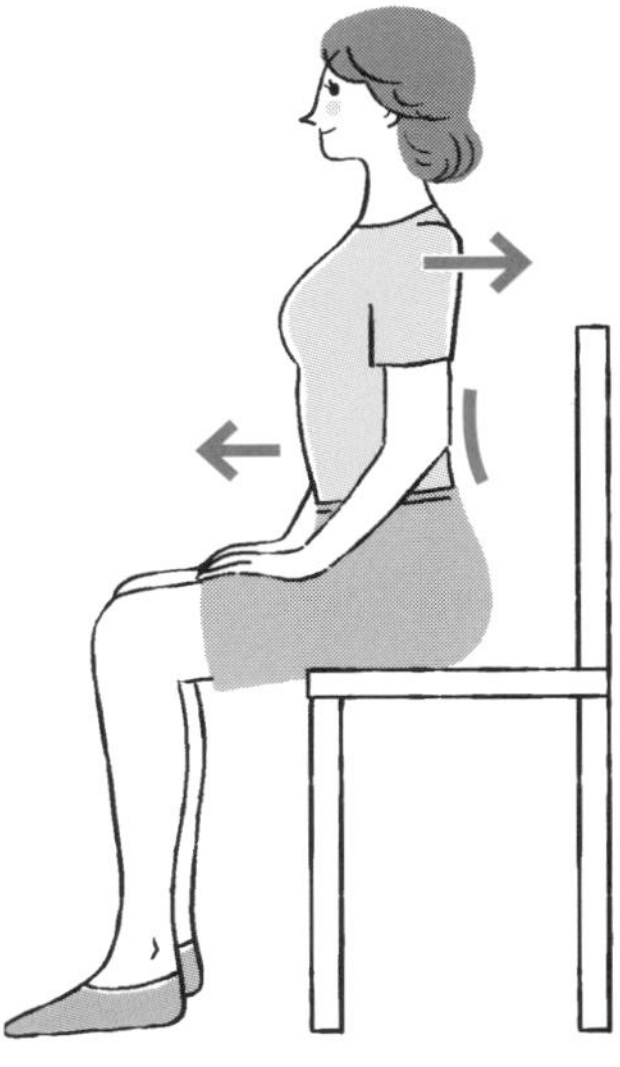

痛み解消

脊柱管狭窄症

Bタイプ

へそ下突き出し＆座ったまま足首つかみ

「へそ下突き出し」をするときは、ベルギーの観光名所にもなっている「小便小僧」の像の格好をまねるイメージで行うといいでしょう。腰全体を反らしたり、お腹をふくらませたりするのではなく、**「おへそより下の下腹部だけ」を前方に突き出すのがポイントです。**

その「へそ下」だけを突き出し、腰から背中を少し丸めるような動き・体勢を取れば、腰椎後方の骨どうしの間のスペースが広がることによって、**神経を刺激してしまうリスクを軽減できるのです。**

しかも、この動き・体勢を取ったとき、腰椎の骨どうしの間のスペースで最も広がる力が届くのは、いちばん狭まりやすい腰の下のほう（第4・第5腰椎）の間です。

だから、つらいときに「いつでも」「どこでも」「目立たずに」できるへそ下突き出しは、覚えておいて損はないストレッチです。

「座ったまま足首つかみ」のほうにも、「へそ下突き出し」と同様の作用が備わっています。

第4・第5腰椎にピンポイントのアプローチをするわけではありませんが、どうしてもデスクワークから離れづらいときなどに、重宝することは間違いありません。

へそ下突き出し

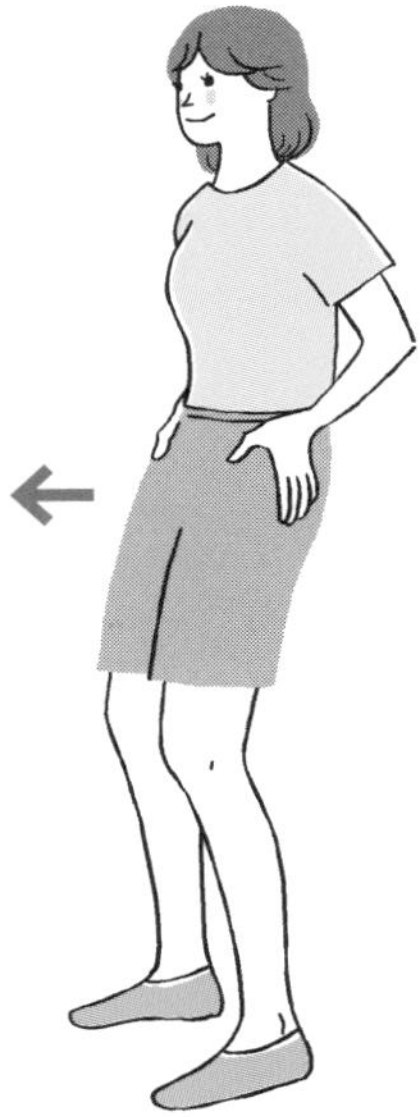

1 両足を肩幅程度に開いて立つ

両足を肩幅程度に開いて立ち、腸骨《ちょうこつ》（いわゆる腰骨）の左右上端を包むように両方の手のひらを当てる。

2 へそ下を突き出して腰から背中を丸める

両手・両足の位置は *1* の状態のままで、おへそから下の部分を前方へ突き出して、腰から背中を丸める。その体勢を 30 秒～1分間キープ。回数の目安は、1日2～3回。

座ったまま足首つかみ

1 イスに座って背すじを伸ばす

イスに腰かけて両足を肩幅程度に開き、股関節・ひざ・足首をできるだけ直角に近い状態の座りかたにしてから、正面をみる。

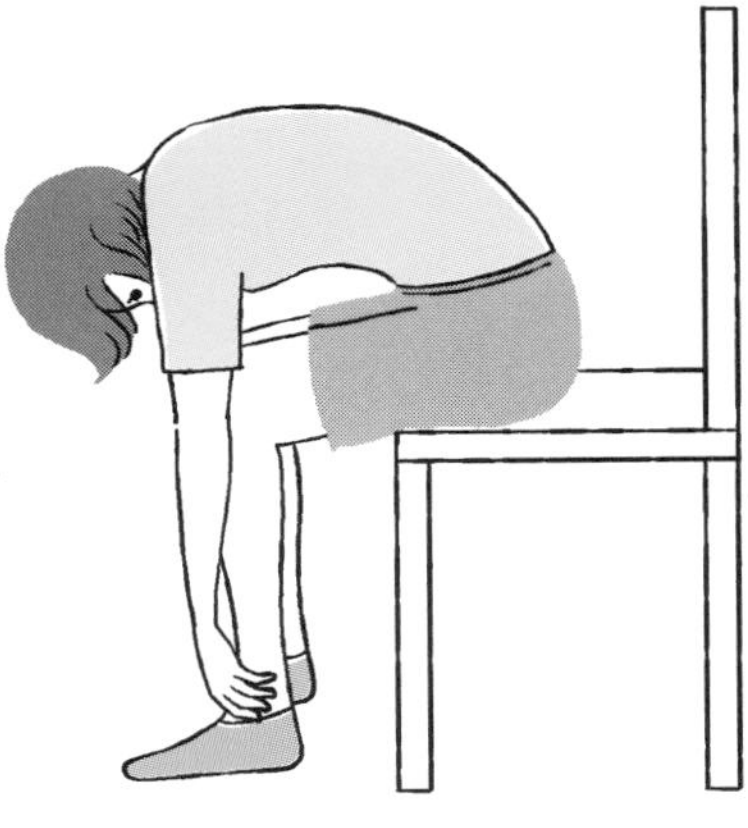

2 前屈をして両手で両足首をつかむ

下半身は *1* の状態のままで、両腕を前方へ出しながら前屈し、両手で両足首をつかむ。その体勢を 15 秒間キープ。回数の目安は、1日2～3回。

酒井メソッドで
こんな効果も！

姿勢がよくなって、首こり・肩こりまで解消！

最近話題の「スマホ首」とは、スマートフォンやパソコンの使い過ぎで、頭と首が前方へ突き出た「ストレートネック」の状態になることを指しています。

背骨のS字状カーブが失われ、背骨の首部分を構成している頸椎が真っすぐに固定されてしまうのが、「ストレートネック」です。

これがさらにひどくなると、頸椎のすぐ下にある胸椎が後方に倒れ、頸椎～胸椎上部（肩甲骨の上あたり）は前方へ倒れ込む「スウェイバック」の姿勢になってしまいます。

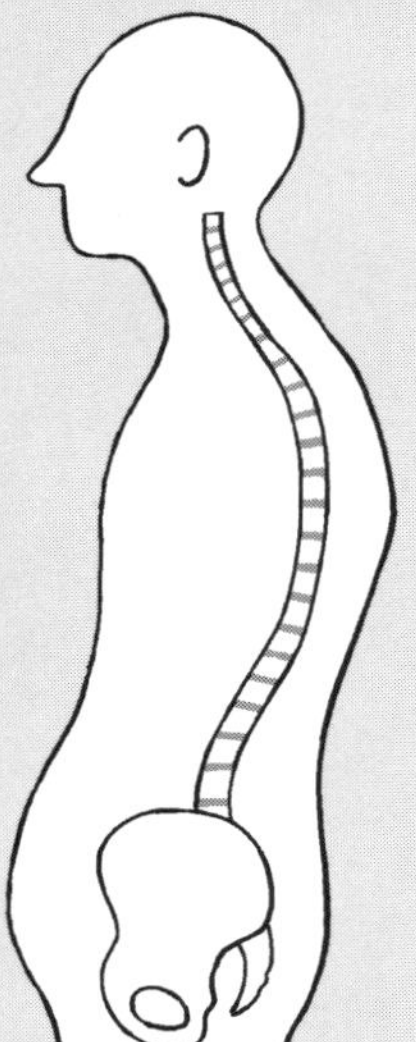

スウェイバック姿勢の骨格

こうしたスマホ首やストレートネック、スウェイバックの問題も改善できるのが、「肩甲骨ストレッチ＋あご押し（48ページ参照）」と「ひじ・オットセイストレッチ（60ページ参照）」です。普段の姿勢がよくなり、余計な負荷もかからなくなるので、首こり・肩こりも自然と改善されます。

第3章

SAKAI'S METHOD

脚のしびれを自分で治す！簡単ストレッチ&特効ケア

FOR BACK PAIN

原因が腰ではないタイプの「お尻や脚のしびれ・違和感」も消える！

脊柱管狭窄症《せきちゅうかんきょうさくしょう》の人は、お尻や脚にしびれ・違和感を抱えているケースが非常に多く、そのしびれや違和感には、**「腰の構造に原因があるタイプ」**と**「腰の構造には原因がないタイプ」**の2種類があります。

この点については、30ページでご説明したとおりです。

ここからは、「腰の構造には原因がないタイプ」のしびれや違和感の解消に有効なストレッチと特効ケアをご紹介します。

具体的な方法としては**「皮ふつまみ」「股関節《こかんせつ》ストレッチ」「太もも伸ばし」「脚L字ストレッチ」**の4種類があります。

実際に試すと、「これは効いた」「でも、こちらはあまり効いていない」といった実感の差があると思います。その理由は、あえてしびれや違和感へのアプローチが異なるセルフケア法を用意しているからです。

実は、「腰の構造には原因がないタイプ」のしびれや違和感の原因をさらに細かくみてみると、別々の原因があります。

それら別々の原因を大別すると、

❶筋膜・筋肉どうしがうまくすべっていない状態（癒着したような状態）によって、内部や周辺にある細かい神経が圧迫されているケース（皮神経の滑走障害）

❷❶の神経よりは大きい（太く長い）神経がお尻や脚を走行する中で、硬直した筋肉によって締め付けられているケース（末梢神経の絞扼《こうやく》）

ということになります。

以降にご紹介する4種類のセルフケア法では、「皮ふつまみ」が❶の原因を解決するもの、「股関節ストレッチ」「太もも伸ばし」「脚L字ストレッチ」は❷の原因を起こりやすい部位ごとに解決するものになっています。

第2章のストレッチで腰の構造を矯正し、さらにここからは「腰の構造には原因がないタイプ」のしびれ・違和感に多角的なアプローチをすることになりますから、「今ある不調」の改善・解消に万全の対策ができることになるのです。

痛み解消

原因が腰ではないしびれ・違和感

皮ふつまみ

「皮ふつまみ」は、しびれや違和感があるお尻や脚の部位の皮ふを直接つまんで揺らすことで、そこで起きている神経の圧迫を解消するセルフケア法です。

　ですから、「今ある脚のしびれ・違和感」の原因とぴったり合致した場合は、不調がすーっと治まっていくはずです。

　前ページでご説明した脚のしびれ・違和感の「2つのタイプ」のうち、**「腰の構造には原因がないタイプ」**、さらに細かくいうと**「❶筋膜・筋肉どうしがうまくすべっていない場合」**に起きているしびれや違和感に対し、抜群の改善・解消効果があります。

　私はこれまでに、脊柱管狭窄症や椎間板《ついかんばん》ヘルニアなどの腰痛、さらにそれらの腰痛に伴って起こるお尻・脚のしびれや違和感についての本を何冊も出してきましたが、この「皮ふつまみ」というメソッドをご紹介するのは今回が初めてです。

　「いちばん細かいレベルの神経への圧迫」に対しても、この「皮ふつまみ」という最善の対処策を用意することで、読者の皆さんがしびれ・違和感をいっそうスムーズに改善・解消していただけると確信しています。

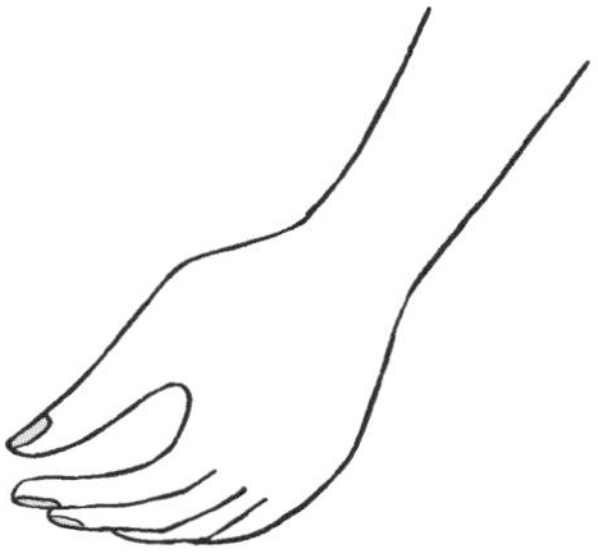

1 皮ふをつまむため、指を「トング」のような形にする

下半身のしびれ・違和感がある部位の皮ふをつまめるように、手の親指と人差し指で「トング」のような形を作る。

※症状のある範囲・つまみやすさなどによって、使う手は左右どちらの手でも、両手でも OK

2 つまんだ皮ふを浮かせ、横に揺らす

1 で「トング」のような形にした指の先で、しびれや違和感のある部位の皮ふをつまみ、骨から遠ざけるように浮かす。さらに、横方向（脚と垂直の方向）へ揺らす動きを1分間ほど繰り返す。1日に何回行っても OK。

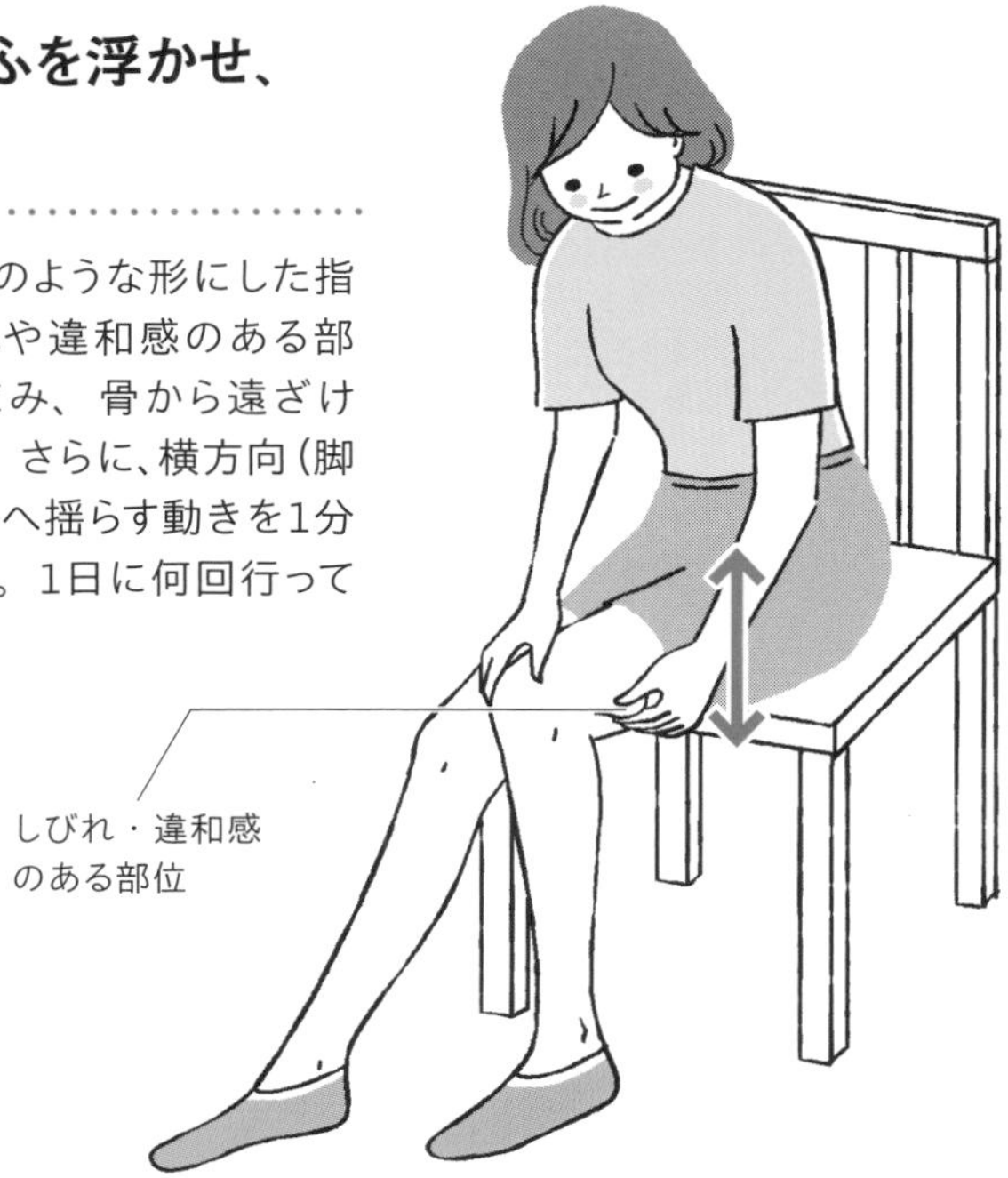

痛み解消

原因が腰ではないしびれ・違和感

股関節ストレッチ

腰の関節と股関節の連動性は高く、特に脊柱管狭窄症になると、痛いほうの股関節が固まってしまう傾向があります。

その状態を放置していると、歩くときに痛いほうの脚を外から回す（外旋《がいせん》させる）ような歩きかたになり、全身の姿勢がどんどん悪くなっていきます。さらに、それでもなにもせずにいると、**ひざや首、肩などの関節周辺まで不調が広がっていきやすいのです。**

もちろん、股関節が固まった状態は、お尻や脚のしびれ・違和感に深く関係しています。

痛いほうの脚を外旋させる動作を繰り返すということは、股関節の外旋の動きを生み出すインナーマッスルである「梨状筋《りじょうきん》」などの筋肉を酷使することになり、緊張・硬直の状態を招きやすくなります。

そして実は、この梨状筋などが、腰からつま先まで伸びている人体最大の神経「**坐骨神経《ざこつしんけい》**」**を締め付けて、75ページにある❷のしびれ・違和感を生み出すのです。**

ですから、このストレッチで股関節を柔軟にして可動域を回復させることは、お尻や脚のしびれ・違和感の解消につながっているということなのです。

1 仰向けになり、かかとを股関節に当てる

床に仰向けに寝て、しびれや違和感のあるほうの脚の付け根に、反対の脚のかかとを当てる。

2 かかとを押し込む

そのまま、かかとを脚の付け根方向へぐーっと30秒～1分間押し込む。回数の目安は、1日1～3回。

※余裕があれば、同じ要領で反対側の股関節のケアを行ってもOK

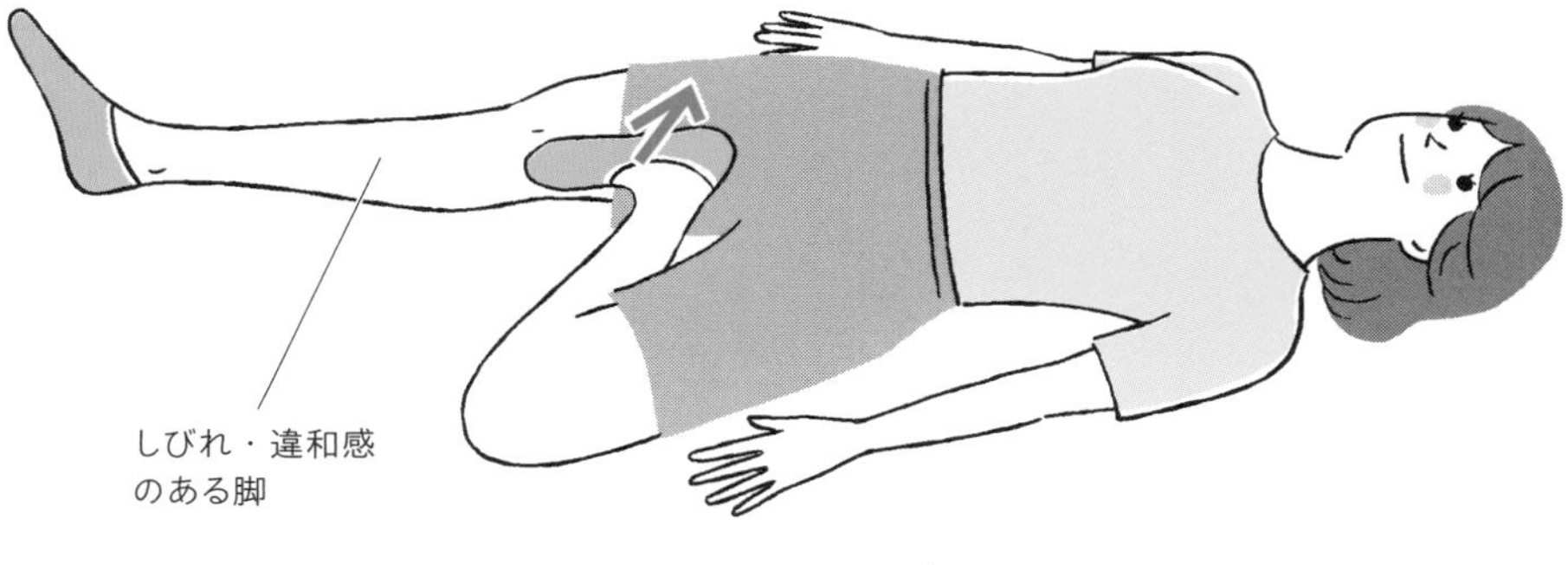

痛み解消

原因が
腰ではない
しびれ・
違和感

太もも伸ばし

私は過去に、脊柱管狭窄症の施術経験や知識を増やすため、あえて腰に負荷をかけて、脊柱管狭窄症の症状を経験しました。その際に頻発したしびれを「その場で消す」ために愛用した方法こそが、この太もも伸ばしです。

このストレッチは、しびれや違和感があるほうの脚を外側に回旋《かいせん》させた（開いた）状態で、ひざ上の内側からぐーっと押すので、押している手のひらの反対側＝太ももの外側を伸ばしていることになります。さらに、太ももの裏側やふくらはぎまで自然と伸ばすことができます。

そのため、太ももの外側から、ひざの外側、ふくらはぎまでの〝ライン上〟で固くなった筋肉をリフレッシュでき、その範囲にある血管組織や神経組織が柔軟になります。その結果、**血流や神経の流れが改善して、しびれや違和感の解消効果が発揮されるというわけです。**

事実、実践中から非常に気持ちよく、終わった後には「かなり楽になった」と感じられるストレッチなのです。

脊柱管狭窄症を患っている人で、歩いているときに**間欠性《かんけつせい》跛行《はこう》（痛みやしびれで長く歩けない症状）が現れた場合でも、このストレッチを行うとかなり楽になるはずです。**

1 片脚を外に開いて、イスに乗せる

しびれや違和感のあるほうの脚を、外側に回旋させた（開いた）状態でイスの上に乗せる。

2 ひざの上を両手で押し、太もも外側を伸ばす

イスに乗せた脚の、ひざの少し上の内側の位置を、体重を利用しながら両手でぐーっと押す。その状態を1～3分間キープ。回数の目安は、1日1～3回。

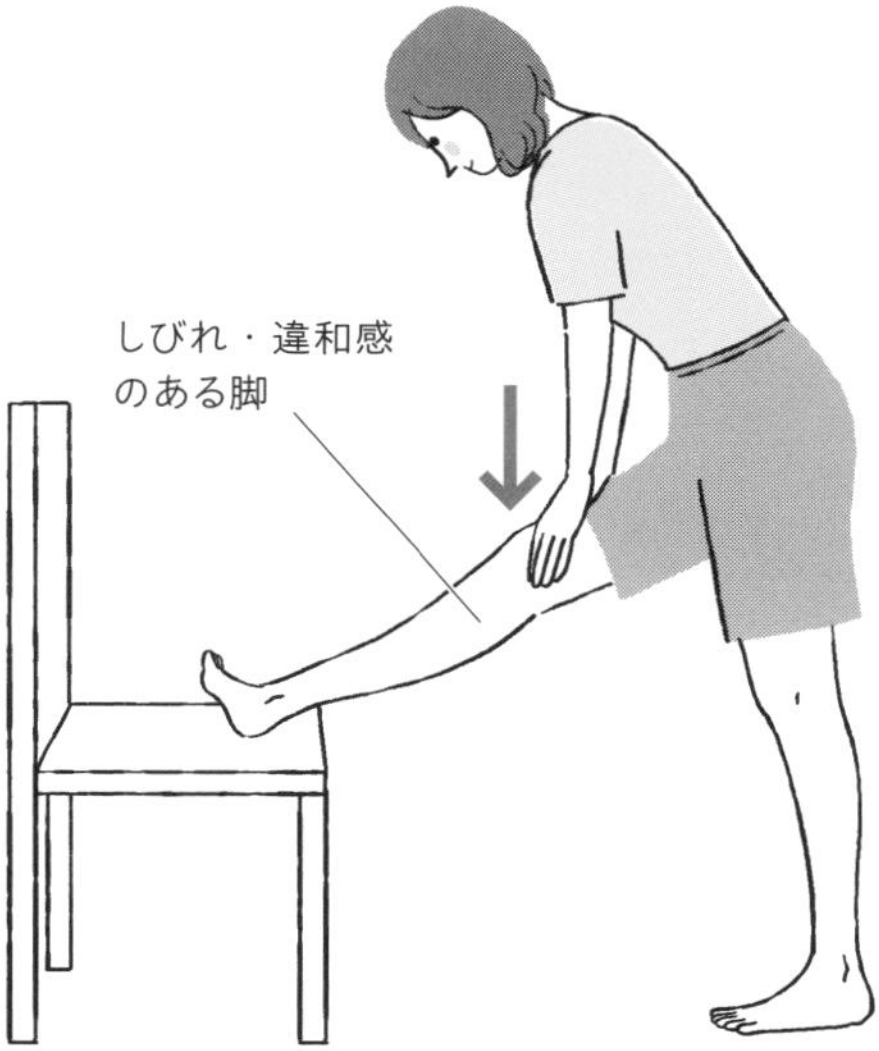

POINT

! つま先は外側に開いて!

ストレッチを行う際、つま先は真っすぐに伸ばさず、外側に開いて行うこと。そうすることで、自然と適切な位置に手を当てやすくなり、太ももの外側を伸ばしやすくなります。

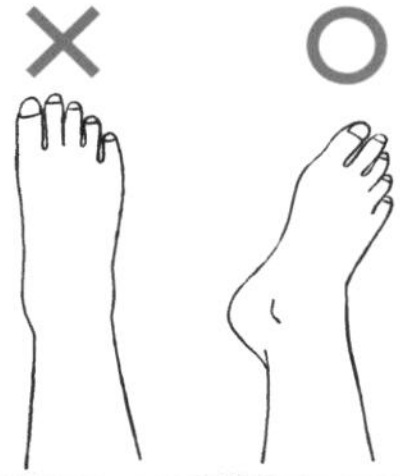

痛み解消

原因が腰ではない
しびれ・違和感

脚L字ストレッチ

このストレッチを行うと、硬直しているお尻や太ももの筋肉をとても効率的にゆるめられ、**神経への圧迫を解くことができ、神経の流れを改善させます。**

お尻や太ももの筋肉は、サイズが大きく、体の奥のほうまで重なり合っていて厚みもあります。そのため、自分の手で硬直をしっかりほぐすのは至難の業……。しかし、このストレッチを行えば、誰でも簡単にお尻・太ももの筋肉を弛緩《しかん》させられます。

すでにお尻や太ももにしびれ・違和感・重だるさが出ている人では、そうした症状が現れているほうの脚が外側に開きやすいという特徴があります。

そして、その状態は、**股関節の外旋に働く梨状筋という筋肉や、太もも前面中央にある大腿《だいたい》直筋《ちょっきん》という筋肉などが硬直している状態を意味します。**その硬直がお尻や脚のしびれ・違和感を生み出すことは、78ページでご説明したとおりです。

股関節の可動域を回復させる作用はありませんが、**硬直した筋肉をゆるめる範囲が「股関節ストレッチ」よりも少し広く、脚の外旋を矯正する作用もあるのが特徴です。**

1 仰向けになり、ひざを外側に90度曲げる

床に仰向けに寝て、しびれや違和感のあるほうのひざを外側へ「L字の形」に90度曲げる。

※ひざを90度のL字形にするのが困難なら、曲げられる範囲で行えばOK

2 下半身の力を抜く

下半身全体の力を抜き、その体勢を1～3分間キープ。回数の目安は、1日1～3回。

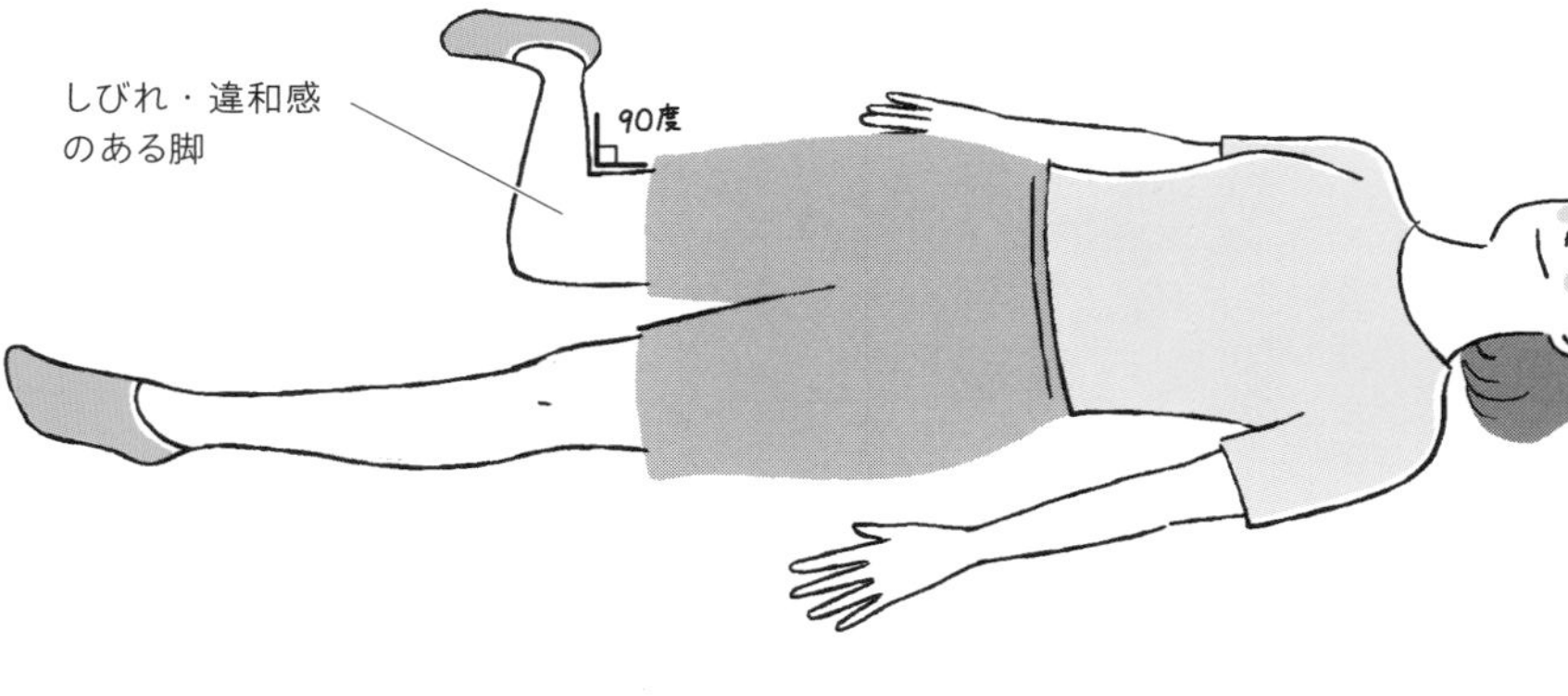

酒井メソッドで
こんな効果も！

血流アップで冷えも撃退！
全身の健康増進にも◎

本書でご紹介しているストレッチを実践すると、腰の"悪い構造"が矯正されるうえ、神経の圧迫が解かれ、血液やリンパなどの流れもぐっとスムーズになります。

これは、お尻から脚にかけての痛みやしびれ、違和感などの解消に大いに関係しています。

血流障害が起こっていると、圧迫・刺激されていた神経や筋肉を構成している筋線維《きんせんい》などから産生・放出される発痛物質がうまく回収されず、停滞してしまいます。つまり、「痛みやしびれがなかなか取れない」といった状態です。

しかし、血流が改善されれば、発痛物質をうまく回収できるようになり、不快でしつこい症状を断ち切ることができます。

また、下半身の血液やリンパの流れがよくなることは、脚のむくみや冷えなどの解消にも直結しています。

さらに、「ふくらはぎは第二の心臓」と呼ばれるほど全身の血流改善のカギを握っているだけに、本書にある各種ストレッチを実践すると、「全身の血流アップ＝全身の健康増進」も大いに期待できるということなのです。

第4章

SAKAI'S METHOD

不調解消をサポートし、再発も防ぐ「10の新生活習慣」

FOR BACK PAIN

生活習慣を見直すだけで、不調解消の追い風が吹く！

「椎間板《ついかんばん》ヘルニア（A）タイプ」の腰痛も、「脊柱管狭窄症《せきちゅうかんきょうさくしょう》（B）タイプ」の腰痛も、さらに「腰に原因があるお尻から脚にかけてのしびれや違和感」も、スタート地点はいっしょです。

これらの不調の大多数は、「日常生活でのよくない姿勢や動作」を積み重ねたことで現れているのです。

そうした「悪い生活習慣」が、**関節や骨の異常を招き、周囲にある組織の機能低下も促し、結果的に痛みやしびれを生み出しています。**

ですから、やっかいな痛みやしびれをもとから断つには、腰に悪い日常の生活習慣を見直す必要があります。なにげなく繰り返してきた姿勢や動作を少し改めるだけで、腰へのダメージを大幅に軽減させられるのは間違いありません。

そして同時に、**腰にとっての「いい生活習慣」＝「新生活習慣」**を、できるだけ取り入れていただきたいと思います。

そうすれば、腰の構造崩壊の進行にストップをかけられるだけでなく、第2章でご紹介したストレッチの効果も確実にアップします。

つまり、**腰周りの構造を本来あるべき状態へ引き戻せて、痛みやしびれの解消・改善も、いっそうスムーズにできるということです。**


痛みやしびれが一度治まっても、腰に負担をかける「悪い生活習慣」をちょくちょく繰り返してしまえば、再発の可能性は否定できません。同じような症状に何度も苦しまないためには、やはり生活習慣は軽視できないのです。


それでは早速、具体的な内容をご紹介していきましょう。

いざ実践してみると、「日常生活の工夫をするだけで、こんなに違うのか」と実感できるはずです。

今日からでも、早速試してみてください。

不調解消

新生活習慣

1

10分でもいいので歩く

脊柱管狭窄症の人には、**「間欠性跛行《かんけつせいはこう》」**という特有な症状があります。歩き始めて数分もすると、痛みやしびれで動けなくなり、しばらく休むと再び歩けるようになるというものです。

そのため、体を動かすことがおっくうになる気持ちはよくわかります。しかし、ほんとうに痛みを消したければ、**「痛いから動かない」はNGです。**動かないでいると、筋肉の機能が低下していき、可動域が小さくなっている関節がますます固まり（拘縮《こうしゅく》の状態）、痛みなどのトラブルがいっそう大きくなってしまうからです。

最初から、歩く速度や距離を気にする必要はありません。脊柱管狭窄症などの腰痛持ちの人、これまで歩く習慣のなかった人が重視すべきは、歩くときの「姿勢」と「動きかた」です。

左ページにあるポイントを意識しながら、まずは「10分間続けて歩くこと」を目標にしましょう。もし、これが無理ならば、**「3分歩いては休み、また3分歩いては休む」ということを3〜4回行い、合計で10分間歩けばOKです。**

理想の姿勢で、腕をよく振りながら歩くと、腰椎《ようつい》を含む背骨の柔軟性が回復します。つまり、先述した拘縮の状態になることを防げて、最高の腰のトラブル対策になるのです。

\ 脊柱管狭窄症の人が意識すべき /

歩きかた

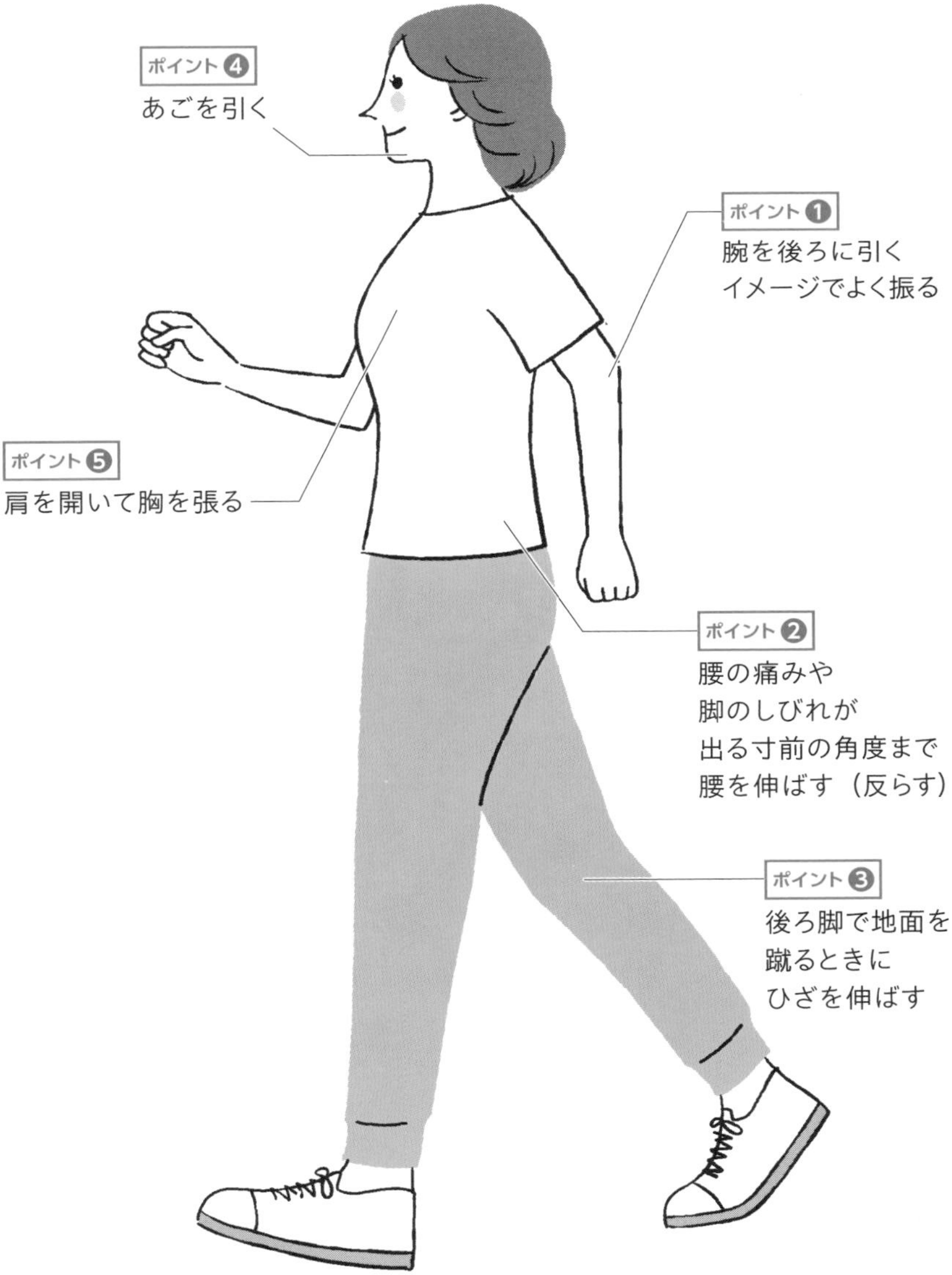
ポイント❹
あごを引く
ポイント❶
腕を後ろに引く
イメージでよく振る
ポイント❺
肩を開いて胸を張る
ポイント❷
腰の痛みや
脚のしびれが
出る寸前の角度まで
腰を伸ばす（反らす）
ポイント❸
後ろ脚で地面を
蹴るときに
ひざを伸ばす

不調解消
新生活習慣
2

「立つとき」のベストな姿勢

普段立っているときにも、できるだけ「姿勢」を意識しましょう。

脊柱管狭窄症の人の「立ち姿勢」で重要となるポイントは、左ページにまとめました。普段の腰の角度については、歩くときに比べてほんの少しだけ後方へ反った角度が理想的です。重心のかけかたは、「左右のライン上では中央」に、「前後のライン上ではやや後方寄り」にしてください。

ただし、**痛みがひどいときには、前後のライン上での重心のかけかたを「5対5」くらいにするといいでしょう。**

一方、35ページのチェックテストで、脊柱管狭窄症（B）タイプの項目よりも**椎間板ヘルニア（A）タイプの項目のほうが多く当てはまった人の場合は、重心のかけかたが変わってきます。**

該当する人は、「体重の約7割を後方へかける」ように意識してください。

前かがみが習慣になっている人では、後方重心の立ち姿勢を取るとキツく感じられるかもしれません。しかし、その立ちかたが習慣化すると、背骨本来のS字状カーブが回復されるので、次第に「楽になった」と思えるはずです。

＼ 脊柱管狭窄症の人が意識すべき ／

立ちかた

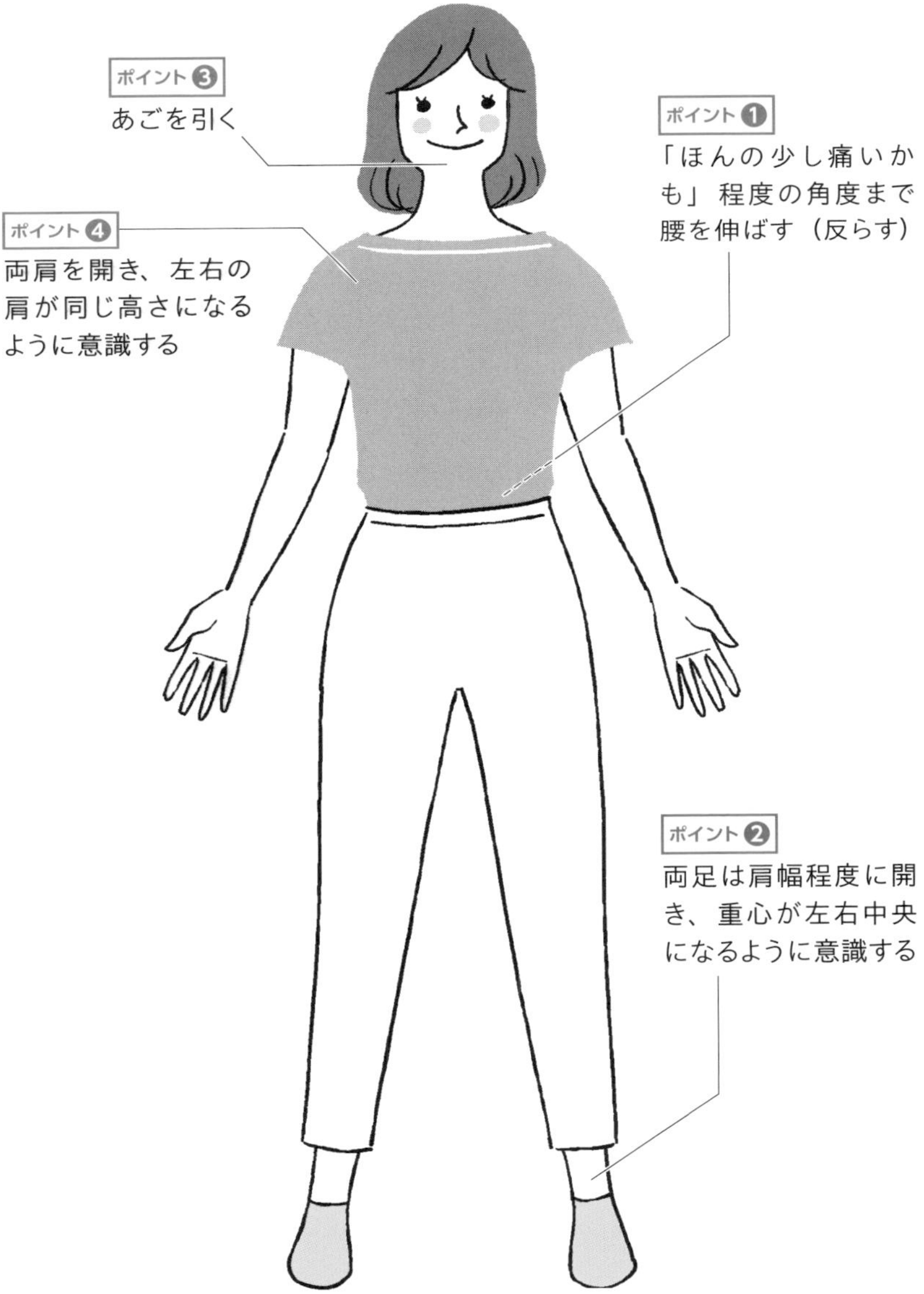
ポイント❸
あごを引く
ポイント❶
「ほんの少し痛いかも」程度の角度まで腰を伸ばす（反らす）
ポイント❹
両肩を開き、左右の肩が同じ高さになるように意識する
ポイント❷
両足は肩幅程度に開き、重心が左右中央になるように意識する

不調解消

新生活習慣

3

「座るとき」のベストな姿勢

イスに座るときの「上半身」の理想の姿勢は、ひとことで言えば「立ち姿勢」のときと同じです（前ページ参照）。その姿勢で、ひじ掛けや背もたれにはなるべく寄りかからず、自分の力で上半身を支えるように意識しましょう。車や電車のイスに座るときも同様です。

ひじ掛けに寄りかかると、左右アンバランスにねじる力が腰椎に加わってしまいます。

どうしても疲れたときには、背もたれを使ってもかまいません。

ただし、背もたれを使うと、いつの間にか浅く座った状態になり、**「骨盤が傾く↓腰から背中にかけて丸まる」**という悪い姿勢になりがちです。ですから一度、深く座り、お尻と腰を背もたれの下部につけたことを確認してから、背もたれを使うようにしましょう。

また、ふかふかのソファでは、同じように悪い姿勢になってしまい、どう座ってもいい姿勢をキープすることは難しくなります。そのため、なるべく使わないようにしたいものです。

「下半身」のひざ・股関節《こかんせつ》・足首の角度をそれぞれ90〜100度にするには、イスの座面の高さが関係しますから、**座面が低い場合には座布団をお尻の下に敷くなどしましょう。**

＼ 脊柱管狭窄症の人が意識すべき ／

イスの座りかた

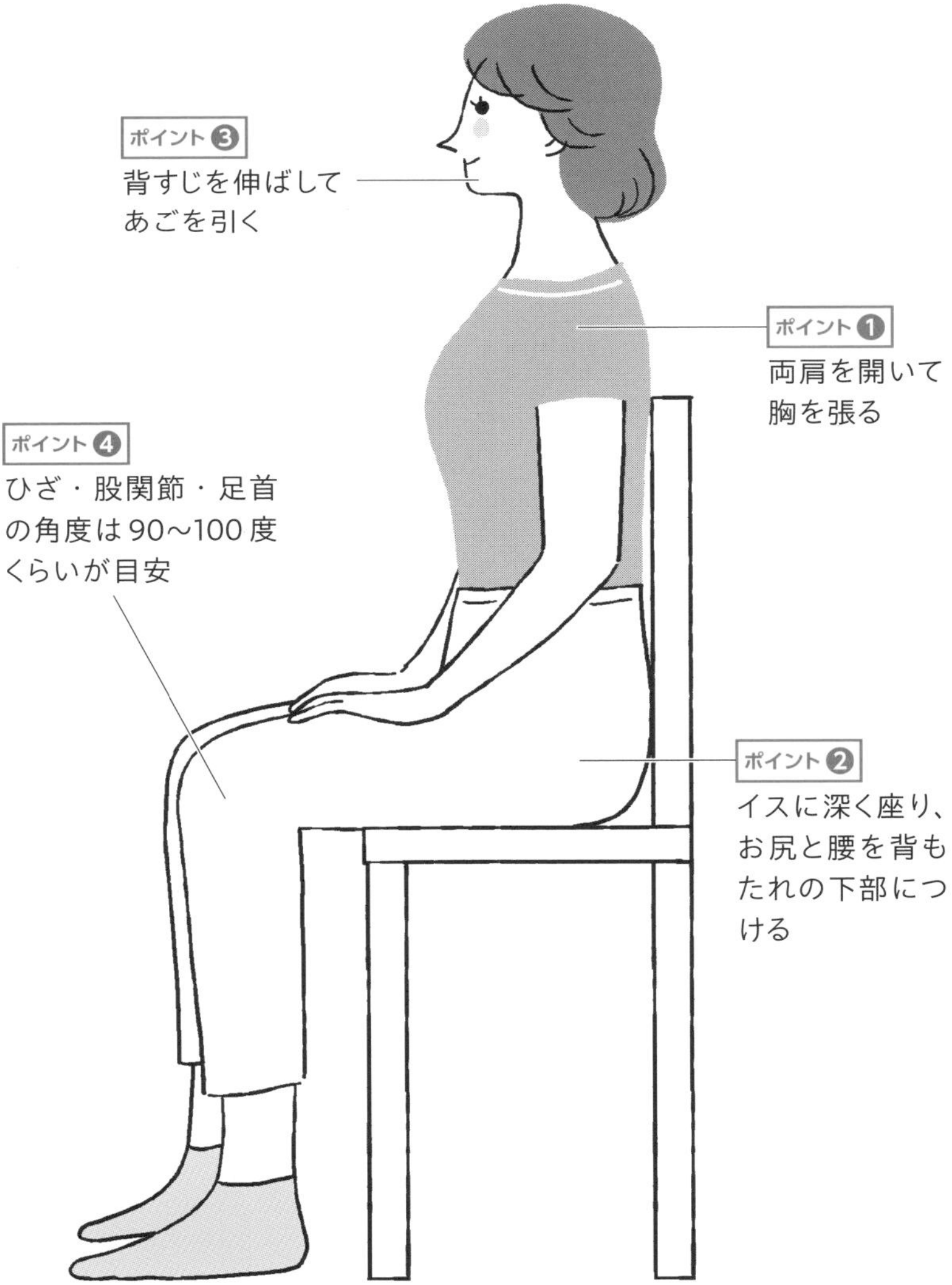
ポイント❸
背すじを伸ばして
あごを引く
ポイント❶
両肩を開いて
胸を張る
ポイント❹
ひざ・股関節・足首
の角度は90〜100度
くらいが目安
ポイント❷
イスに深く座り、
お尻と腰を背も
たれの下部につ
ける

※座面が低い場合は、座布団などを
お尻の下に敷きましょう

不調解消

新生活習慣

4

座りながらできる腰痛対策

前ページでご説明したイスの座りかたをしても、基本的には30分~1時間ほど座り続けたら一度は立ち上がり、腰や全身の関節に休憩を与えるようにしてください。

しかし、どうしても立ち上がることができない状況もあると思います。そんなときには、**腰へのダメージを軽減できる「お尻浮かせ」をしてください。**

左ページにあるとおり、やりかたは実に簡単です。しかし、腰痛持ちの人にとって非常に重宝するテクニックなのです。

お尻浮かせの動きをすると、腰椎の後ろ側にある「椎間孔《ついかんこう》」という部分を広げるような力が加わります。

椎間孔とは、シンプルに言うと**「隣どうしの腰椎の後ろ側にある隙間」**のことで、そこから神経根《しんけいこん》（20ページ参照）が出ています。ですから、お尻浮かせの動きをすると、神経を圧迫するリスクを大幅に抑えられるのです。

椎間板ヘルニア（A）タイプと脊柱管狭窄症（B）タイプのどちらにも有益なメソッドですが、**特にAタイプの傾向が強い人には予想以上の効果を感じられるはずです。**TPOに合わせてうまく活用してみてください。

＼ 座りながら腰をケア！ ／

お尻浮かせ

1 痛む側とは反対のお尻を浮かす

イスに座っているときの正しい姿勢（92 ページ参照）をとり、腰に手を当て、痛みがないほうのお尻を浮かす。

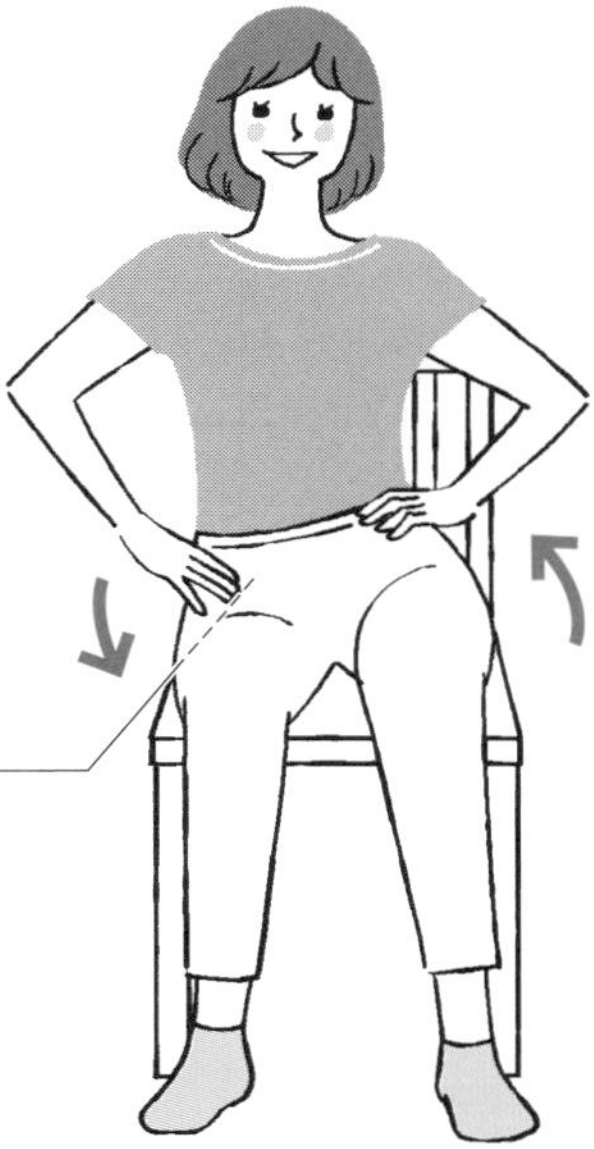

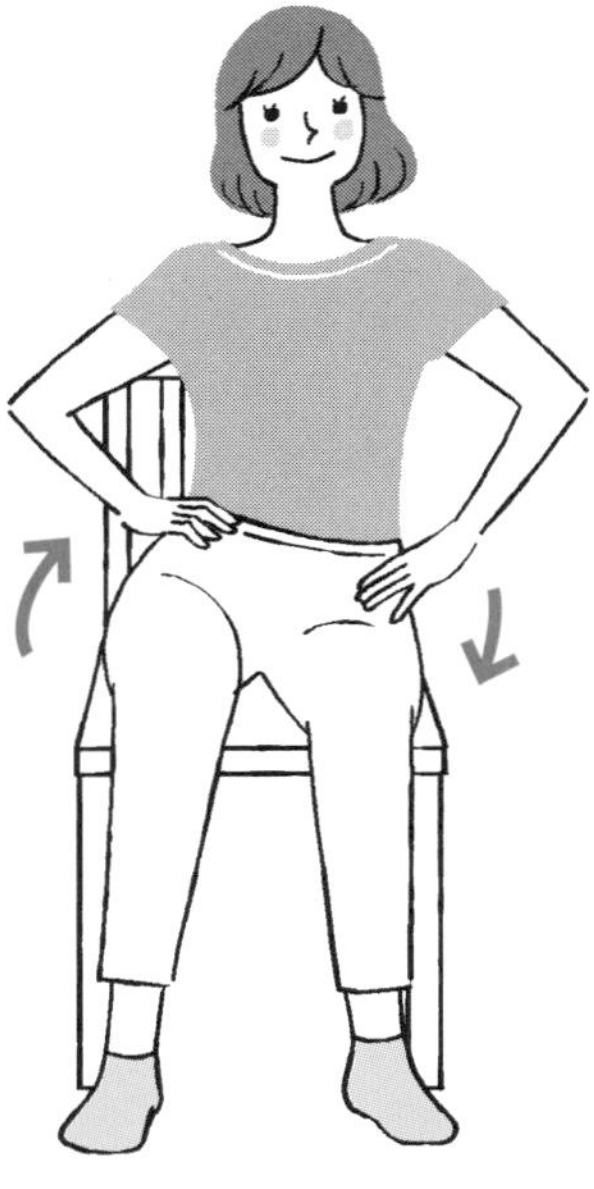

2 反対のお尻も浮かせて 1と2を繰り返す

1とは反対側のお尻も浮かせて、1と 2を 10 ～ 20 回繰り返す。1日に何回行っても OK。

不調解消

新生活習慣 5

「床に座るとき」のベストな姿勢

腰痛に加え、お尻から脚にかけてのしびれ・違和感まである人なら、床に直接座るのはなるべく避けるのが無難です。

どうしても座らざるをえないシーンでは、正座の体勢で座るようにしてください。そして、上半身の姿勢は、「立ち姿勢」のときと同じ状態（90ページ参照）を維持するようにします。

とはいえ、もともとお尻から脚にかけてしびれがある人は、無理は禁物。TPOにもよりますが、不調がひどくなる前に脚を崩しましょう。

脚を崩す場合は、**「痛む側とは反対方向に脚を流す（崩す）座りかた」**がおすすめです。

こうすると、ひざ下にかかる荷重（体重）が軽減され、神経や血管の圧迫の度合いが緩和します。さらに、痛みが普段現れるほうの腰では、隣接する腰椎の後方にある突起どうしの接続部分＝「椎間関節《ついかんかんせつ》」や「椎間孔」（94ページ参照）を広げる力が加わります。

そのため、痛みやしびれをダブルの意味で防ぐことになるわけです。

椎間板ヘルニア（A）タイプの傾向が強い人では、この「床での座りかた（アレンジ）」を日課にしてもOKです。毎日10分間ほど行えば、じゅうぶんな腰痛対策になります。

＼ 脊柱管狭窄症の人が意識すべき ／

床での座りかた(正座)

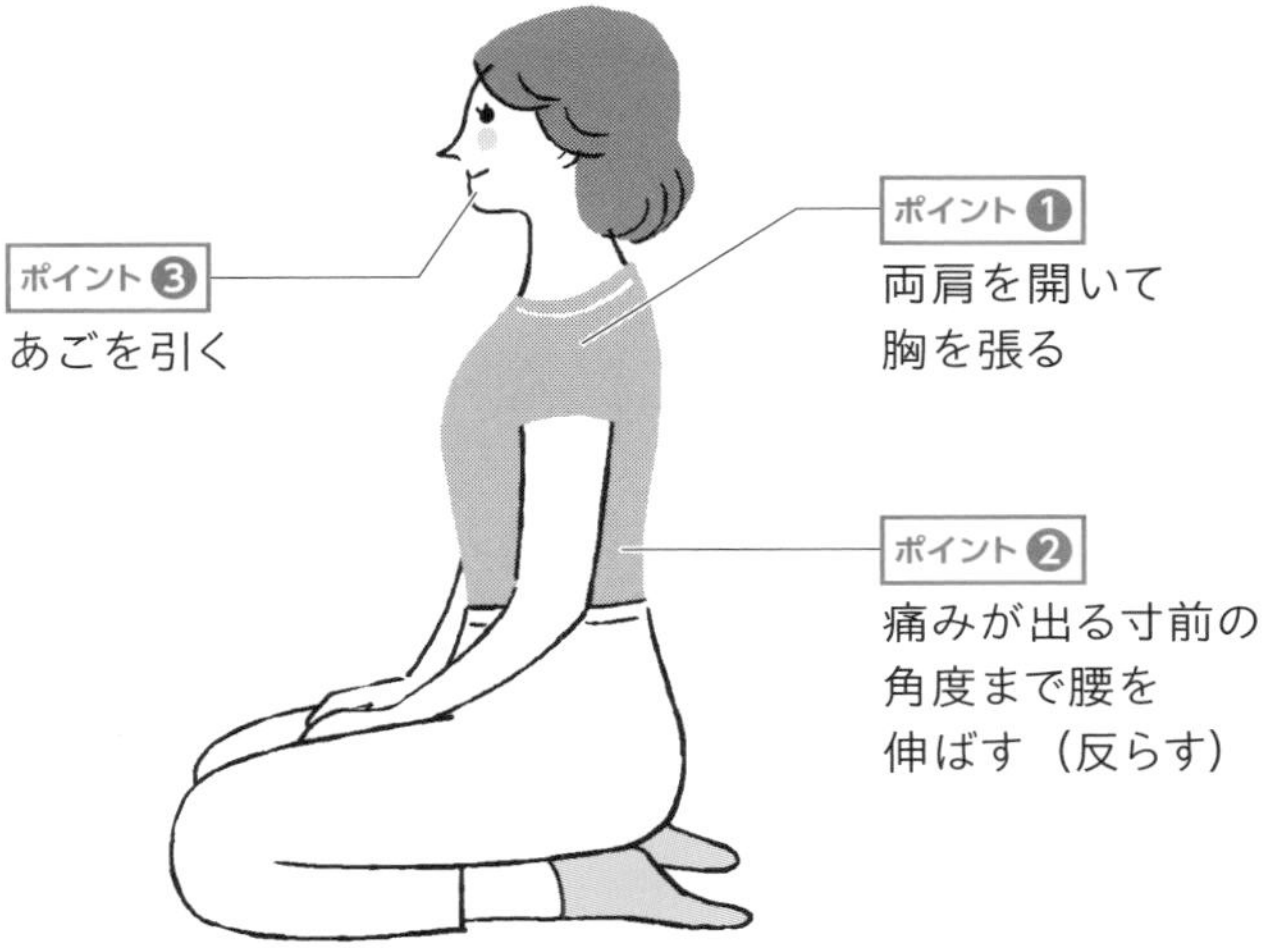
ポイント❸
あごを引く
ポイント❶
両肩を開いて
胸を張る
ポイント❷
痛みが出る寸前の
角度まで腰を
伸ばす（反らす）

＼ 脊柱管狭窄症の人が意識すべき ／

床での座りかた(アレンジ)

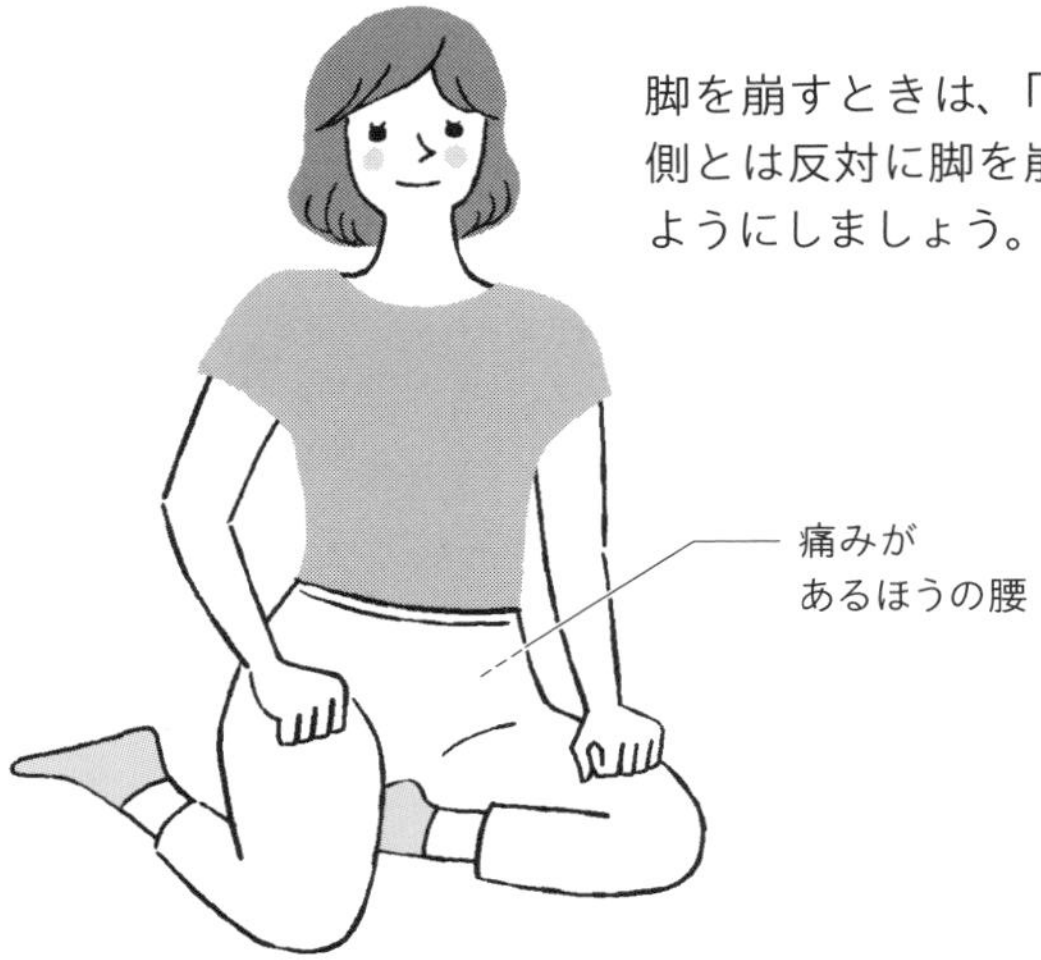
脚を崩すときは、「痛む
側とは反対に脚を崩す」
ようにしましょう。
痛みが
あるほうの腰

不調解消

新生活習慣

6

入浴中にできる腰痛対策

すべての腰痛の人にとって、冷えは厳禁です。**冷えれば冷えるほど、腰周りの関節や筋肉などの組織が固くなり、血液や神経の流れも悪化して、症状の悪化を招いてしまうからです。**

ですから、冬場の寒さはもちろんのこと、その他の季節でもエアコンや空調機からの冷風に注意しましょう。

冷えを防ぎ、体を温めるため、存分に利用していただきたいのがお風呂です。

39度くらいの少しぬるめのお湯に、首まで浸かって体を芯から温めてください。全身浴はのぼせやすいので、お湯に浸かる時間は10分間程度にするのがいいでしょう。

痛みやしびれがひどいときは、1日に2〜3回入浴してもOKです。実は、**脊柱管狭窄症の症状がひどいときは、つま先や手先の血流障害も多いので、お風呂で全身を温めると、かなり楽に感じるはずです。**ただし、入浴中ののぼせと、入浴後の湯冷めには注意してください。

普段の入浴では、バスタブ（浴槽）の中で、「オットセイストレッチ」をするのもおすすめです（左ページ参照）。お湯の中で温まりながらだと、腰周りの組織が柔らかくなっているので、可動域を広げるトレーニングになるのです。

＼ 入浴中に腰をケア！ ／

バスタブオットセイストレッチ

1 バスタブの縁に腕をかけて腰〜背中を反らす

バスタブの中でひざ立ちになり、両腕のひじ下をバスタブの縁に置き、顔を前に向けたまま腰〜背中を反らす。その体勢を 30 秒間キープ。

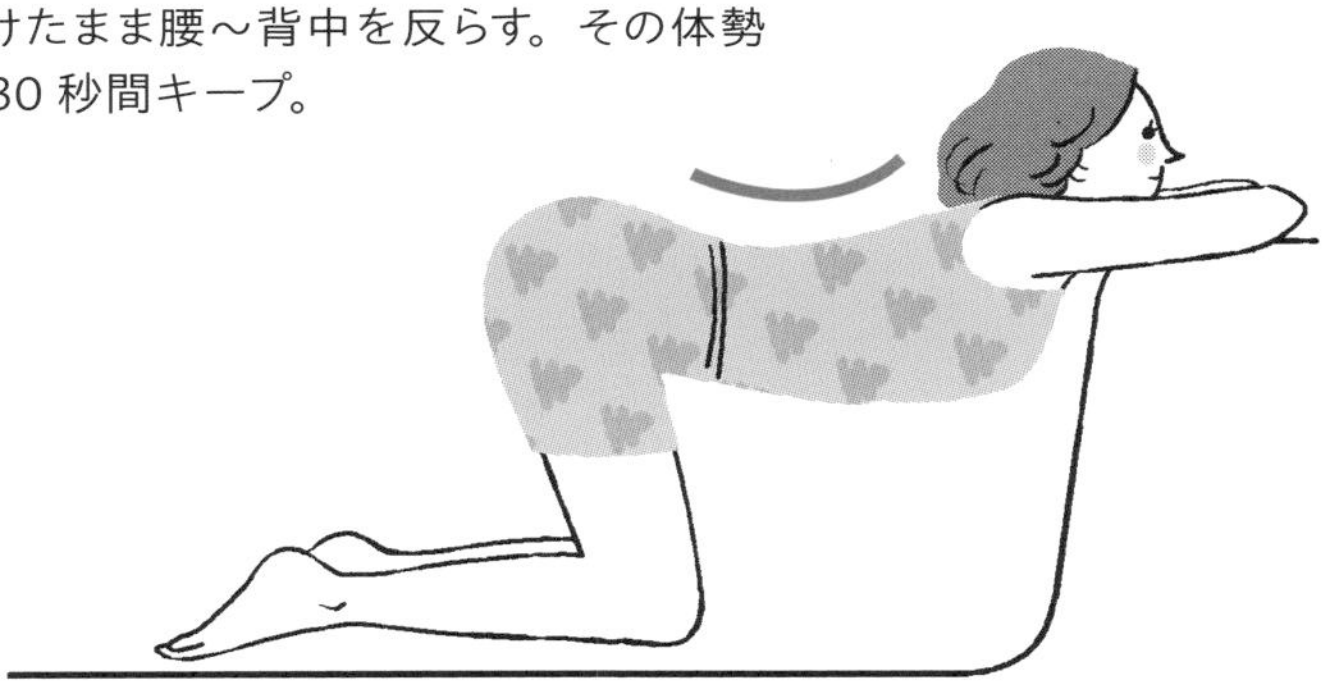

2 さらに両脚を伸ばして腰〜背中を反らす

バスタブが大きければ、*1* の体勢のまま両脚を後方へ伸ばして、さらに 30 秒間キープ。脚を伸ばせない場合は、*1* をもう1セット行えば OK。

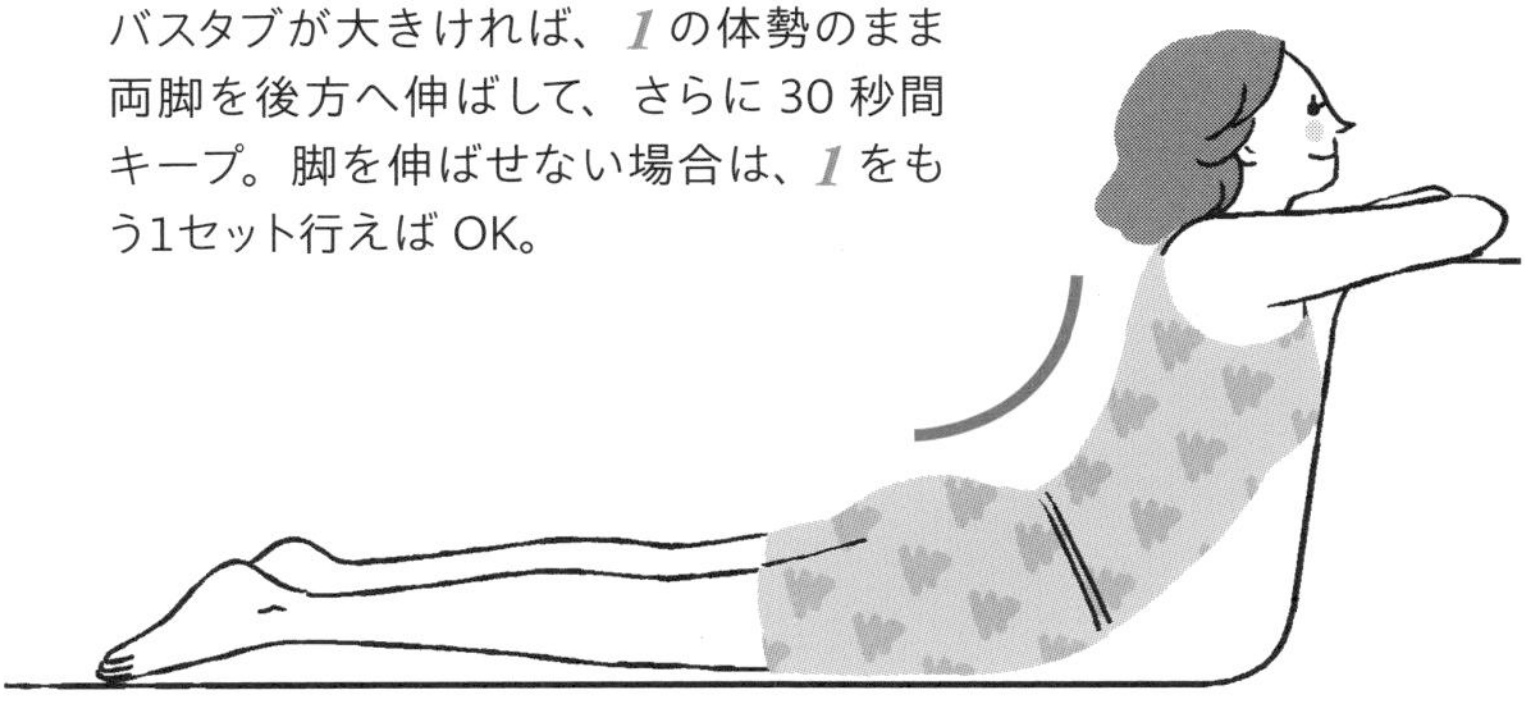

※すべらないようにご注意ください

不調解消
新生活習慣
7

「寝るとき」のベストな姿勢

「人生の約3分の1は睡眠時間」とよく言われるくらいですから、睡眠時の環境はとても大切です。腰痛持ちの人ともなれば、その重要性はさらに増すと考えてください。

大切なポイントは、主に2つあります。まず1つめは、「寝るときの姿勢」です。

ひと昔前までは、脊柱管狭窄症の人が寝るときは、柔らかめの布団を使い、横向きか、ひざを立てた仰向けの姿勢を取るのがよいとされてきました。これは、体を少し丸めるようにすることで、痛みやしびれが楽になることを重視していたためです。

しかし、7〜8年ほど前からは、仰向けが推奨されるようになってきました。

私は、この点からも、椎間板ヘルニア（A）タイプと脊柱管狭窄症（B）タイプの「A・B混合タイプの脊柱管狭窄症」の増加がよくわかると考えています。

ですから、腰痛のタイプを問わず、寝るときのおすすめの姿勢は、**「背すじとひざを伸ばした仰向け」**ということになります。

大切なポイントのもう1つは、「枕の使いかた」です。こちらについては、102ページでご説明します。

＼ 脊柱管狭窄症の人が意識すべき ／

寝る姿勢

両方の手のひらを上に向けて“大の字”になるのがいいのは、この状態が全身の関節にかかる負荷がいちばん少ないから。眠りにつくまでの間でも、この姿勢を意識して。

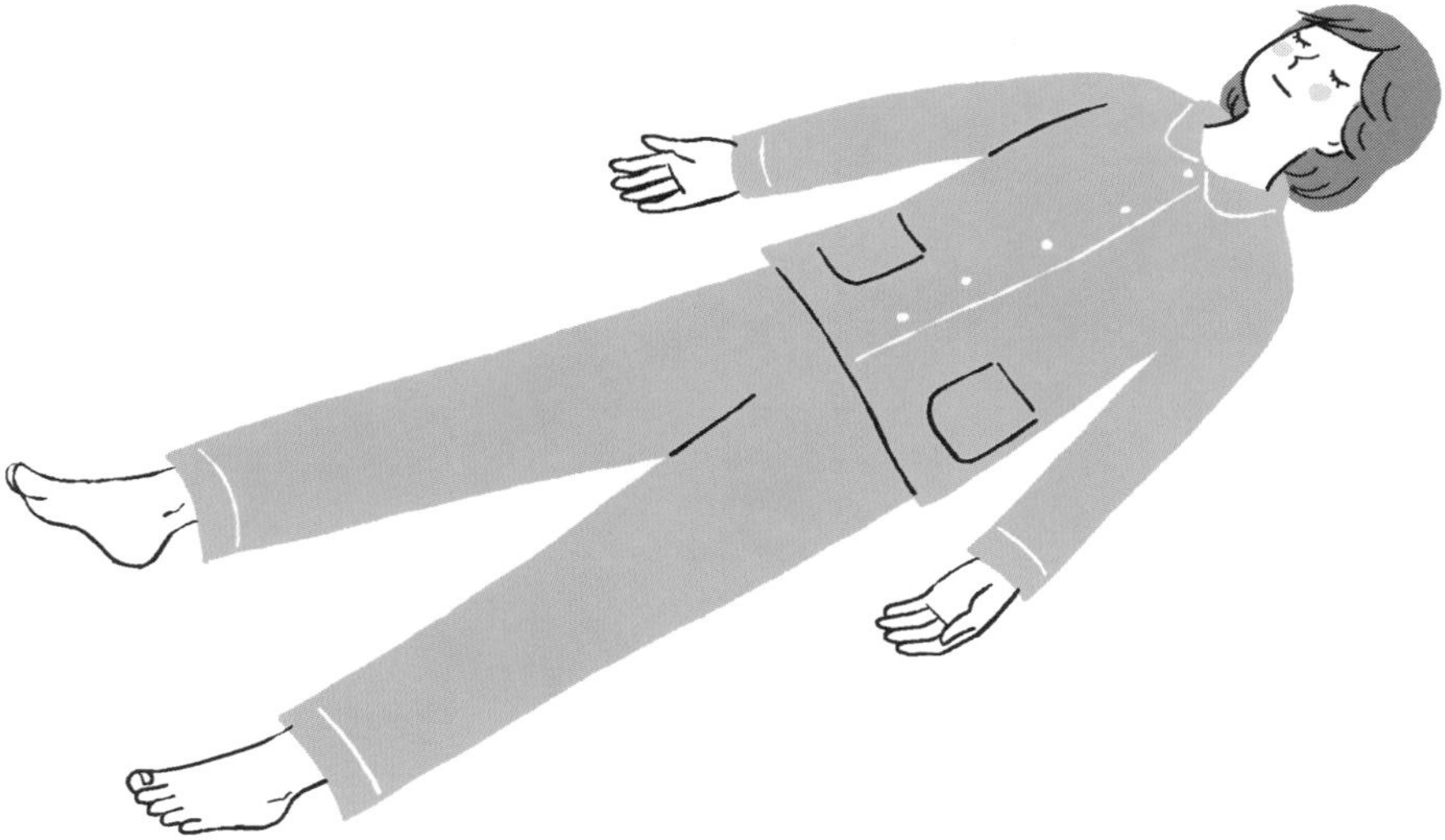

※痛くてどうしても仰向けになれない日は、
横向きになったり、ひざを曲げたりしてもOK

不調解消

新生活習慣

8

「枕」は頭の下で使わない

寝るとき、枕は「頭の下では使わない」ようにしてください。その理由は、**頭の下に枕を置いて寝ると、背骨の中の首の部分（頸椎《けいつい》）が強制的に前方へ押され続けるためです。**すると、首や肩周りの筋肉が緊張するうえ、背骨全体にも悪影響を及ぼしかねないのです。

48ページで、脊柱管狭窄症（B）タイプの腰痛の要因が強い人の特徴をご説明しました。その中に、**「❸首（頸椎《けいつい》）も前方へ倒れ込む形になっている」**という項目がありましたね。

つまり、すでに頸椎が前方へ倒れ込んでいる状態なのに、さらに前方へ押し出すことになってしまうのです。すると、背骨全体の並びはさらに大きく崩れ、腰へのダメージを大きくしてしまいます。ですから、枕は頭の下では使わないほうがいいのです。

枕は、左ページにある要領で、顔の両脇に置いて使いましょう。

これは、入眠後に左右へ寝返りを打った際、**枕がないことで肩幅のぶんだけ首が曲がり、頸椎に負荷がかかるリスクを避けるためです。**

これまで使っていた枕や、バスタオルを重ねて作った自作の「タオル枕」などを、顔の両脇に置けばＯＫです。

＼ 脊柱管狭窄症の人が意識すべき ／

寝るときの枕の使いかた

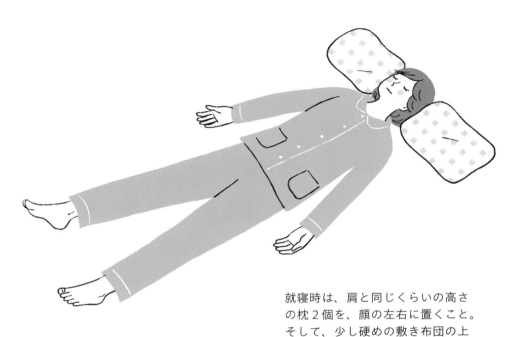

就寝時は、肩と同じくらいの高さの枕２個を、顔の左右に置くこと。そして、少し硬めの敷き布団の上で、仰向けの“大の字”で寝ると、それだけで背骨本来のＳ字状カーブを取り戻す効果があります。

不調解消

新生活習慣

9

「カイロ」を上手に使って、痛み・しびれを軽減

脊柱管狭窄症の人にとって大敵の「冷え」を遠ざけるため、積極的に使いたいのが「使い捨てカイロ」です。**ご自宅ではお風呂を活用し（98ページ参照）、外出時はカイロをうまく利用しましょう。**

カイロを使うときのポイントは、ずばり「貼る位置」です（左ページの図参照）。

現れている症状の強さにもよりますが、できればここではお金の節約よりも、痛みやしびれの抑制・軽減・改善を重視し、複数のカイロを同時に使うことをおすすめします。

優先的に貼っていただきたいのは、❶・❷・❸の3カ所です。もし、この3カ所以上に貼ることができるなら、❹・❺の位置に追加するのがいいでしょう。

低温やけどには注意が必要ですが、複数のカイロを適切な位置に貼れば、痛みやしびれに対抗する〝強力な武器〟になります。

ちなみに、**カイロの代わりに温湿布を使う手もありますが、こちらは使い始めてから15分間ほどで、温熱効果がほぼなくなると言われています。**これでは、筋肉の奥にある関節・血管・神経まで熱がたどりつかないので、あまり効果を期待できないというのが正直なところです。

＼脊柱管狭窄症の人が意識すべき／

使い捨てカイロの使いかた（左側に症状がある場合）

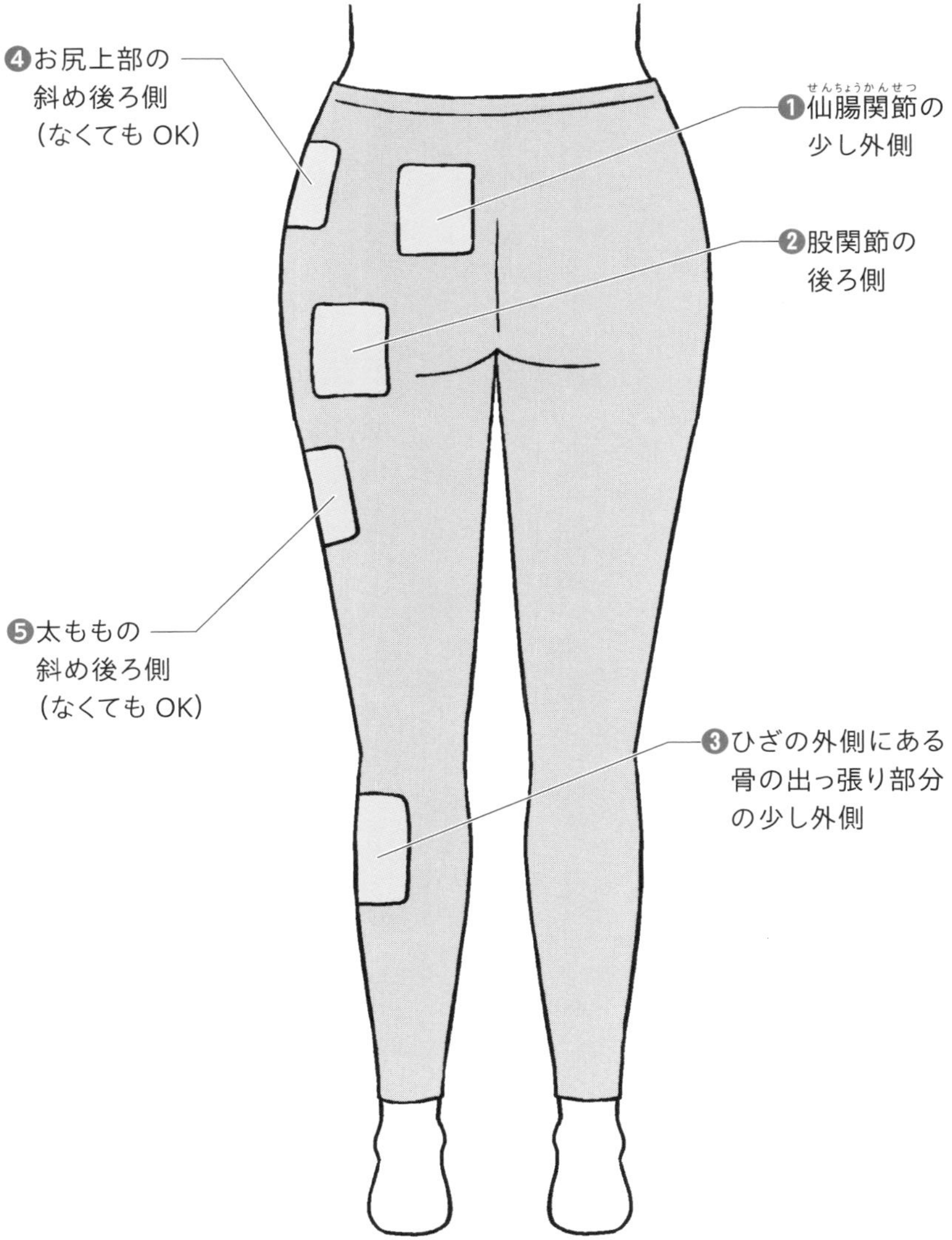

❹お尻上部の
斜め後ろ側
（なくても OK）
❶仙腸関節《せんちょうかんせつ》の
少し外側
❷股関節の
後ろ側
❺太ももの
斜め後ろ側
（なくても OK）
❸ひざの外側にある
骨の出っ張り部分
の少し外側

※カイロは、必ず服の上に貼ってください

不調解消

新生活習慣

10

「家事をするとき」のベストな姿勢

家事をするときは、とにかく姿勢が悪くなりがちです。前かがみになって力を入れる場面がかなりあり、なにも意識していないと腰へのダメージが蓄積されてしまいます。

今後、普段の家事をするときは、**できるだけ背骨を床と垂直に保ちながら行う**ようにしてみましょう。かなり楽に感じられるはずです。

キッチンでは、料理をするにしても、洗い物をするにしても、多くの人がかなり前かがみになっています。

そこで、**キッチン台やシンクで作業するときは、両足を左右に開いたり、お腹を台にくっ付けたりしてみてください。**これだけで、それほど前かがみにならずにすみます。

部屋の掃除をするとき、特に掃除機をかけるときにも、かなり前かがみになりやすいので、注意しましょう。

掃除機のかけかたでおすすめなのは、ノズルをできるだけ長くして、後ろ向きに歩きながら吸い口（ヘッド）の部分を引きながら掃除をする方法です。

この方法なら姿勢が崩れにくく、しかも最近の掃除機の吸引力は優れているので、なんの問題もなく掃除をすることができるのです。

＼ 脊柱管狭窄症の人が意識すべき ／

家事を楽にこなす姿勢

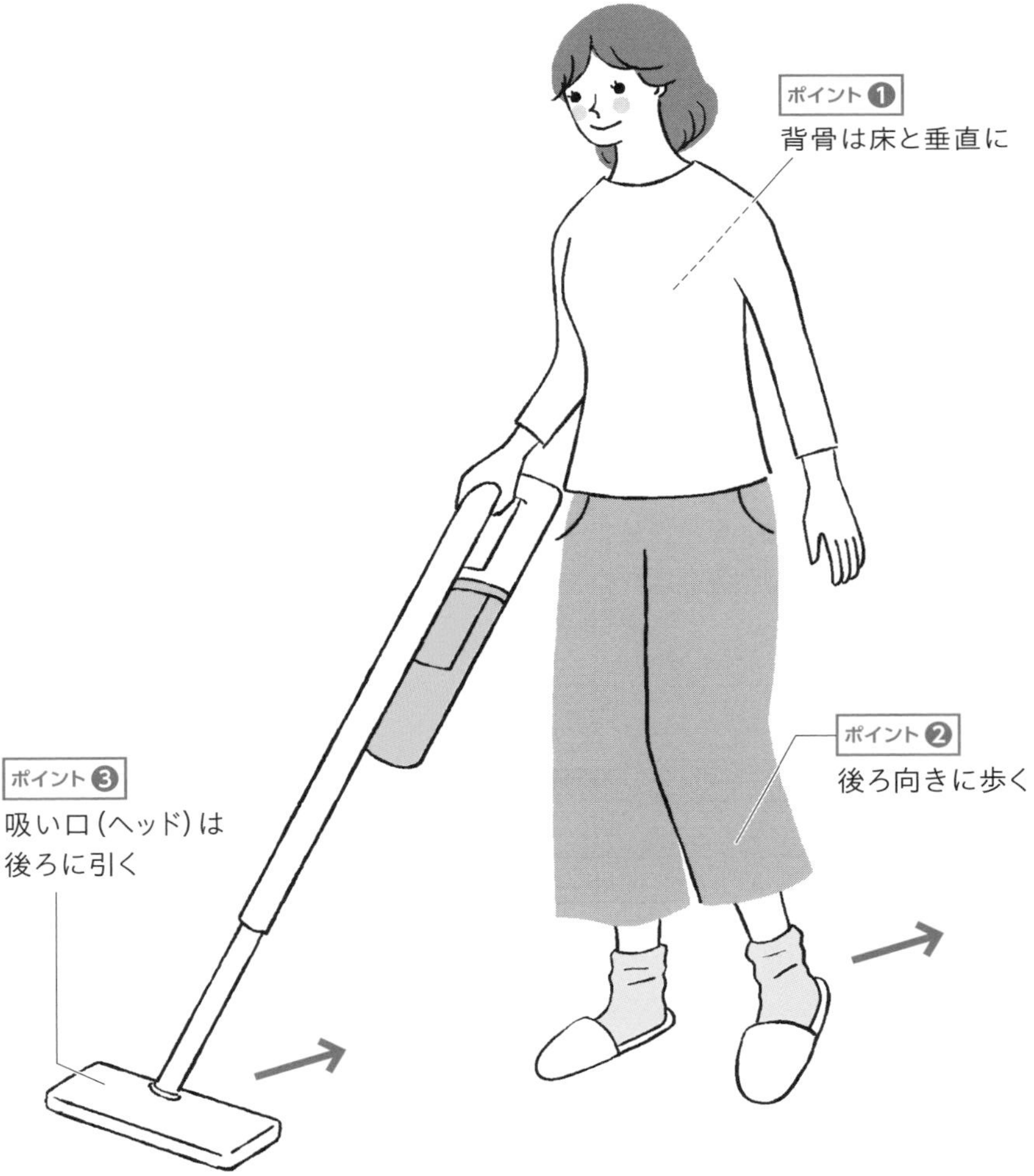
ポイント❶
背骨は床と垂直に
ポイント❷
後ろ向きに歩く
ポイント❸
吸い口（ヘッド）は
後ろに引く

酒井メソッドで
こんな効果も！

腰のトラブルを根本から改善すると「やせ体質」になる！

脊柱管狭窄症や椎間板ヘルニアなどの「腰のトラブル」を根本から改善すると、ダイエット効果を得ることもできます。

全身の関節は連動しているため、腰を正常な状態に矯正すれば、全身の関節の可動域（動く範囲）が広がるうえ、スムーズに動くようにもなり、周囲にある筋肉も活性化されます。特に、体の深部にあるインナーマッスルの動きが以前よりも活発になるので、血流がよくなり、基礎代謝も上がり、普段どおりに歩いたり動いたりするだけでも、脂肪の燃焼効率がよくなります。以前から運動習慣がある人なら、その効率は倍増すると言っても過言ではありません。

さらに、腰・お尻・脚の痛みやしびれが改善されるので、たいていの人では自然と運動量が増えていきます。

つまり、腰のトラブルを根本から改善すると、「やせ体質」にもなるということなのです。

実際、当院で施術を受けた人たちからは、「腰痛対策のセルフケアを続けていたら自然とやせていた」「ウエストが細くなった」「お尻や脚が引き締まった」などの声がよく聞こえてきます。なかには、「10年来の腰痛が治ったと同時に、自然とやせました」という人もいらっしゃいます。

第 5 章

SAKAI'S METHOD

よくある疑問を
完全解決！
痛み・しびれ対策
Q&A

FOR BACK PAIN

Q
QUESTION

実践するストレッチの種類が、私には多いです。すべてをやらないとダメですか?

A
ANSWER

忙しいときは1種類だけでもかまいません。なにもしないよりは、まず実行するようにしてください

本来は、38ページにある要領で、ストレッチをひととおり行っていただきたいところです。しかし、厳密な決まりがあるわけではありません。

「忙しくてそんなに時間がない」「何種類もあってやる気が起きない」という人は、まず1~2種類を行うだけでもOKです。なにもしないよりは、とにかく始めていただきたいと思います。

その際は、35ページのチェックテストの結果を利用しつつ、「すべての人向け」の3種類のストレッチ(42~49ページ参照)の中から選ぶことをおすすめします。

タイプ別に例を挙げましょう。

●**「椎間板《ついかんばん》ヘルニア（A）タイプ」のほうに当てはまる数が多い**

「仙腸関節《せんちょうかんせつ》ストレッチ」（42ページ参照）と「体ひねりストレッチ」（46ページ参照）からまず始めてみる。

●**「脊柱管狭窄症《せきちゅうかんきょうさくしょう》（B）タイプ」のほうに当てはまる数が多い**

「仙腸関節ストレッチ」（42ページ参照）と「肩甲骨《けんこうこつ》ストレッチ＋あご押し」（48ページ参照）からまず始めてみる。

これは、Aタイプでは「体ひねりストレッチ」に、Bタイプでは「肩甲骨ストレッチ＋あご押し」に、いっそう効率的な「腰周りの構造の矯正効果」があるからです。

また、A・B各タイプ向けのストレッチの中から「まず取り組んでみるもの」を選ぶ際は、**「他のストレッチをしたときよりも、このストレッチをした後のほうが楽になった」**と感じられるものを選ぶといいでしょう。

楽になった感覚を得られるものがない場合は、「やりづらい」と感じるストレッチを選ぶといいでしょう。やりづらいということは、体にとって得意ではない動きをしようとしているからで、そこにある関節が固まっている可能性が高いからです。

Q
QUESTION

「腰の痛み」と「脚のしびれや違和感」があります。どちらから先によくなりますか？

A
ANSWER

一般的には、腰の痛みが治まってから、脚のしびれや違和感がよくなっていきます

脊柱管狭窄症や椎間板ヘルニアによって現れる腰の症状には、一般的なパターンがあります。通常は、腰の痛み↓お尻の重だるさ・張り・痛み↓脚、特にひざ下のしびれ・フワフワするような違和感などの「知覚障害」↓こむら返りの頻発や、歩きにくくなるなどの「運動障害」といった順番で、不調を感じるようになります。

逆に、症状がよくなっていく場合は、**こむら返りや運動障害が現れなくなる↓腰の痛みが治まる↓お尻の重だるさ・張り・痛みも消える↓脚、特にひざ下のしびれ・違和感などの知覚障害も治まる**といった流れでよくなっていくパターンが一般的です。

また、痛み・しびれ・違和感などの各症状は、「軽減する↓ちょっと強まる↓さら

に軽減する」という〝小さな波〟を繰り返しながら、**全体的にみれば解消に向かって治まっていきます。**このような症状の改善・解消パターンをあらかじめ知っておくと、必要以上に不安や焦りを抱えることなく、セルフケアに取り組めると思います。

Q QUESTION

痛みやしびれが消えてからも、ストレッチを続けるほうがいいですか？

A ANSWER

回数や種類を少なくしてもいいので、しばらく続けることをおすすめします

86ページでお話ししたように、痛みやしびれの発症には、日常生活の習慣が密接に関係しています。そのため、つらい症状が治まっても、**姿勢・動作をはじめとした習慣やクセが直っていなければ再発することはじゅうぶんにありえます。**

そこで、痛みやしびれがいったん解消されたとしても、しばらくはストレッチを続

けることをおすすめします。**実践する頻度を下げて、1日1回でもかまいません。**

また、何種類かのストレッチをしていたところを、「すべての人向け」の3種類のストレッチ（42～49ページ参照）のいずれかをするだけでもかまいません。

全身の関節や筋肉は、歯車のように連携・リンクしています。ですから、ストレッチを続けることは、症状の再発防止に役立つだけでなく、ますます健康な体を作ることにつながるのです。

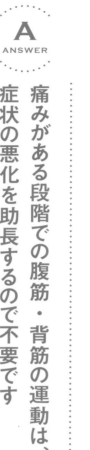

Q QUESTION

腰痛対策に筋トレがいいと聞きました。腹筋や背筋のトレーニングをしてもいいですか？

A ANSWER

痛みがある段階での腹筋・背筋の運動は、症状の悪化を助長するので不要です

腰痛のタイプを問わず、腰にトラブルを抱えている現段階では、筋力トレーニング

（以降、筋トレ）の必要はありません。むしろ、つらい症状が悪化する確率のほうが高いので、「しないほうがいい」と言えます。

第1章でご説明したように、**腰痛の一般的な〝入口〟は「筋《きん》・筋膜性腰痛《きんまくせいようつう》」（腰の筋肉痛）で、これは腰周りの筋肉が緊張・硬直した状態です。**

そして、腰痛がその後、「椎間板ヘルニア（A）タイプ」や「脊柱管狭窄症（B）タイプ」のいずれに進行したとしても、筋・筋膜性腰痛の要素が含まれています。

それにもかかわらず、さらに筋肉を収縮させる筋トレを行うと、筋肉は過剰に収縮することになり、その筋肉につながっている**骨や関節、その周囲の組織にまで極度の負荷をかけることになります。**

しかも、一般的な腹筋トレーニングは、力を込めて前かがみになる機会をわざわざ増やすような動きをします。そのため、腰椎《ようつい》どうしの間でクッション機能を果たしている椎間板への圧を高めることになり、椎間板ヘルニアの症状を強めることにつながります。背筋の筋トレの動きも、かなりの力を込めて体を何回も反らすので、腰椎の構造の崩壊を助長するようなものです。

このように、痛みがある段階での筋トレは逆効果になることが多いのです。

そもそも筋肉の量は、年齢を重ねてもそれほど落ちるものではありません。日本老年医学会の「日本人筋肉量の加齢による特徴」という研究発表（２０１０年）によれば、20歳のときの下半身の筋肉量を１００とした場合、**80歳でも女性は71・5％、男性は69・1％も残っているのです。**

ですから、症状が悪化するリスクを冒してまで筋トレをするよりも、腰周りの関節をきちんと動かせるようにするほうを重視すべきです。

そして、そのために、本書にあるストレッチを行っていただきたいのです。

Q
QUESTION

不摂生な生活や、生活リズムのズレなどは、腰痛となにか関係がありますか？

A
ANSWER

睡眠の質が悪いと、腰痛リスクが高まると判明しています。睡眠には気を配るといいでしょう

暴飲暴食や睡眠不足、昼夜逆転したような生活サイクル——。

これらの中で、腰痛との因果関係がはっきりあると言えるのは、睡眠不足・不眠などの「睡眠の質が悪いこと」が、腰痛のリスクを高めるということです。

この点については、大規模な調査研究データも発表されています。

イスラエルで2131人の成人男女を平均3・7年追跡調査した「不眠症状の増加は働き世代の腰痛の発症を予測する」という研究（2014年）では、**不眠の症状が強くなっている人はそうでない人と比べて、腰痛の罹患リスクが1・4倍になっていました。**この研究では、「不眠が腰痛につながること」は確認できたものの、反対に「腰痛が不眠につながること」は確認できなかったという結論を出しています。

また、東日本大震災の被災地に住む2059人の成人男女を3年間追跡調査した「睡眠障害と腰痛の関連」という研究（2022年）でも、睡眠障害の頻度や時間が増えるほど、腰痛の発症リスクが高まるという結果が出ています。

私はかねてから、**「睡眠を制する者は腰痛を制する」**と言ってきました。もちろん、暴飲暴食や生活サイクルの乱れもいいものではありませんが、まずはきちんと睡眠を取るように心がけてみてください。

Q
QUESTION

杖やシルバーカーは使わないほうがいいですか?

A
ANSWER

普段はなるべく使わないようにして、痛みがひどいときの「歩行補助具」にしてください

杖やシルバーカーは、痛みやしびれが強めのときには使っていただいてけっこうです。症状を理由に家の中に引きこもるよりは、これらを活用して歩くほうがずっとましです。ただし、いずれも「歩行補助具」として活用してください。普段はなるべく使わず、**痛みやしびれがひどくなったときの転倒防止策と考えてください。**

杖の場合は、体重をかけて頼るような使いかたをすると、歩くときの姿勢が前かがみになってしまいます。杖を使うなら、股関節《こかんせつ》よりも少し丈が高めのものか、スキーのストック・ポールのような丈が高めの二本杖を利用すれば、姿勢がキープしやすく、重心もズレにくいはずです。シルバーカーも、できるだけ補助的な利用にとどめ、**体**

重をかけすぎず、重心をズラさないように注意しながら歩きましょう。

そして、痛みがひどい時期を過ぎたら、惰性で使い続けず、自力で歩くようにしてください。長い目でみれば、それがご自身の体のためなのです。

Q
QUESTION

脊柱管狭窄症の手術を病院ですすめられたのですが、決心がつきません。どうしたらいいですか？

A
ANSWER

ストレッチを実践して様子をみつつ、手術を検討すべき目安も忘れずにいてください

脊柱管狭窄症が重度の段階になってくると、次の特有の症状が現れます。

- 「しびれている」と感じていた状態から、「感覚がない」という状態に変化する
- 「運動障害」が頻繁にみられる
- 「排尿・排便障害」が現れる

「運動障害」とは、例えば「つま先立ちができない」「かかと立ちができない」「スリッパがよく脱げる」など、下半身の動きに問題が現れる状態です。

「排尿・排便障害」とは、「いつのまにか漏らしていた」「思ったように尿が出ない」といった状態です。**この「排尿・排便障害」があると、脊柱管狭窄症がかなり進行して重度である可能性が高いと言えます。**なぜなら、脊柱管狭窄症によって圧迫されている神経の中でも、脊髄《せきずい》という神経組織の中央部分が排尿・排便のコントロールをつかさどっているからです。ただし、男性の場合は、前立腺の問題から排尿障害が起きている可能性もありますから、その点は医師に診てもらうほうがいいと思われます。

ですから、**前述した3つの症状のうち2つに該当したら、手術を検討する必要があると考えてください。**

しかし、そこまで症状が悪くないケースなら、安易に手術に頼る必要はないと思います。脊柱管狭窄症の診断をするやいなや、即座に手術をすすめる医師もいるようですが、手術を受けるか否かの判断は慎重に行うべきです。

事実、脊柱管狭窄症の手術を受けても、痛みやしびれが改善されない例は数え切れないほどあります。

手術の主流は、神経を圧迫している腰椎の一部を削り取る方法ですが、神経にダメージが残っていると、痛みやしびれが改善されないことがあるのです。

また、手術直後はいったん症状が治まっても、悪い姿勢や動作などの生活習慣を改めず、「ほどなく痛みが再発した」というケースもよくみられます。

手術は絶対的なものではありません。私の知っている整形外科医も、「手術をしなくて済むなら、そのほうがいい」と言っています。

そこで、前述した3つの症状のうち2つに該当しないのであれば、**ご自身の腰の「ほんとうの状態」をチェックテスト（35ページ参照）で確認し、最適なセルフケアを3カ月〜半年程度続けてみてはいかがでしょうか。**

それでも改善の兆しがみられない場合には、手術を検討してもいいと思います。

こうして、「やれるだけのことはやった」となれば、「決心がつかない」という気持ちは「やるだけやってダメだったのだから、手術を受ける」と変わり、必要な手術へ向かう踏ん切りもつけられるはずです。

今こそ、痛み・しびれを治すとき――

脊柱管狭窄症《せきちゅうかんきょうさくしょう》は、手術でしか治せない疾患などでは決してありません。「治療の手段は手術しかない」などと思い込むのは大きな誤りです。

腰周りを中心とした下半身の関節・骨・筋肉の状態を整え、普段の姿勢や動きに気を配ることによって、**ほとんどの痛みやしびれ、違和感などはコントロールでき、長年のつらい悩みを解消できるのです。**

本書を読み終えた皆さんは、そのための最善策をすでに手にしています。もう、痛みやしびれに苦しみ、立ち止まっている必要はありません。本書の内容を少しずつでも実践していきましょう。

この本では、さまざまな内容をお伝えしました。そこで、最後の締めくくりとして、各内容どうしの関係性についてお話ししたいと思います。

第2章と第3章にあるストレッチを実践すれば、痛みやしびれは改善し、解消に向かいます。

ただ、1つ覚えておいていただきたいのは、**すべての不調が突然消えるわけではなく、「小さな波」を何度か繰り返しながら治まっていくということです。**

例えば、「現在の痛み・しびれのレベルを100」「解消されたときの痛み・しびれのレベルを0」とすると、下にあるグラフの波線のように、いったん70まで下がったと思ったら75に上がり、その後も60まで下がったら65に上がるということを繰り返しつつ、全体的にみれば0に向かっていきます。

こうした不調の解消パターンを考慮す

腰痛持ちの人の「身体活動・運動との付き合いかた」

活動再開のタイミングは、痛みやしびれの性質・種類ごとに異なります。腰周りの構造に影響がない「○印の活動」は、痛み・しびれのレベルが60くらいからスタートしましょう。腰周りの構造に影響を及ぼす「×印の運動」は、痛み・しびれのレベルが0になってからがいいでしょう。

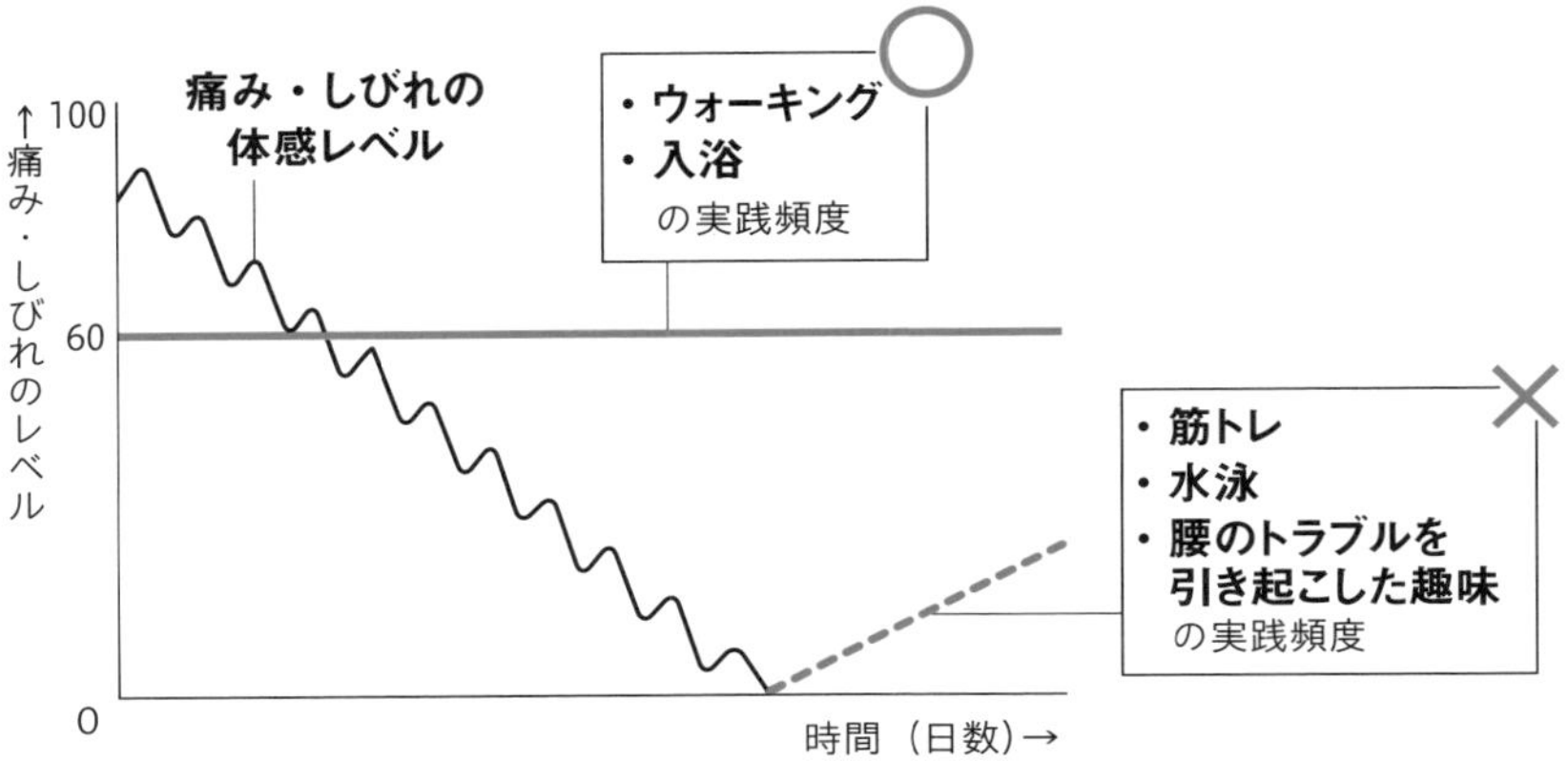

ると、「痛みやしびれをすぐに0へ」と頑張りすぎて焦るより、**痛みやしびれをうまくかわしていくような意識でいくほうが、最終的な症状根治に成功するのです。**

そうした痛み・しびれレベルが下がって行く中で、第4章でおすすめした「歩くこと」や「お風呂の積極的な活用」などの新しい習慣は、どんどん取り入れていただきたいと思います。

また、これまで痛みやしびれのせいで控えていた仕事や趣味などがあれば、「症状のレベルが0になったら再開しよう」とは考えず、**60くらいに軽減したところで再開することをおすすめします。**

なぜなら、関節や筋肉を動かすことが、痛みやしびれの改善・解消にはいちばんだからです。

また、本来の自分の生活を取り戻すことで気持ちが上向き、それがまた、症状の改善・解消にポジティブな影響を与えてくれるからです。

とはいえ、その趣味が、**腰のトラブルを引き起こしたものや、腰周りの構造に悪影**

響を与えかねないものである場合は、再開すべきではありません。

代表的な例を挙げると、やはり114ページでご説明した「**筋力トレーニング**」。また、筋力アップのメリットよりも、体温以下の低い水温で体が冷えて症状が悪化するといったデメリットのほうが上回る「**水泳**」。腰を何度も同じ方向にねじる「**ゴルフ**」。地面からの衝撃が腰に伝わり続ける「**ジョギング**」や「**マラソン**」。

これらをどうしても再開したい場合は、痛みやしびれのレベルが下がっている途中ではなく、それこそ、0になった段階からにしてください。

これからの日本人は、「健康寿命」を長くするための取り組みをすべきです。

健康寿命とは、「日常的に介護を必要とせず、自立した生活ができる生存期間」を指します。

そして現在、厚生労働省から発表されている「健康寿命の令和元年値について」（2021年）の数値では、この健康寿命が終わってから平均寿命に到達するまでに、男性で約8・7年、女性ではなんと約12・1年もの時間があるとされています。

脊柱管狭窄症や椎間板《ついかんばん》ヘルニアによる痛み・しびれのせいで動かないでいると、関節はどんどん固まり、健康寿命を延ばすことはかなり難しくなってしまいます。

しかも、関節トラブルは全身に波及します。

一般的に、**男性は「腰↓首↓ひざ」**の順番で、**女性は「首↓腰↓ひざ」**の順番で関節構造が崩壊していきます。

そして、男女とも、最後に悪くなるのは下半身のひざです。**ひざが機能しなくなれば、寝たきりや要介護の状態になる確率はかなり高まってしまいます。**

そうならないためには、目の前にある問題＝腰の関節トラブルを今ここでしっかり治しておくべきなのです。

本書をフル活用したうえで、皆さんにはぜひ明るく幸せな未来に向かって歩み続けていただければと思います。


さかいクリニックグループ代表　酒井慎太郎

■参考文献・資料

- 酒井慎太郎『脊柱管狭窄症は自分で治せる!』(Gakken) 2016 年
- 酒井慎太郎『坐骨神経痛は自分で治せる!』(Gakken) 2019 年
- 酒井慎太郎『椎間板ヘルニアは自分で治せる!』(Gakken) 2023 年
- 酒井慎太郎『分離症・すべり症は自分で治せる!』(Gakken) 2018 年
- 酒井慎太郎『つらい痛みが1日3分でスーッと消える 新しい腰痛の教科書』(幻冬舎) 2020 年
- 日本整形外科学会診療ガイドライン委員会ほか『腰部脊柱管狭窄症診療ガイドライン 2021(改訂第2版)』(南江堂) 2021 年
- 山田宏ほか「腰部脊柱管狭窄症の発症要因の解明：車両搭載型 MRI を用いた地域住民コホート研究」2012 年(科学研究費助成事業より)
- Agmon M, et al. PLoS One 2014; 9(8): e103591
- Yabe Y, et al. Spine (Phila Pa 1976) 2022; 47(4): 361-8
- 谷本芳美ほか「日本人筋肉量の加齢による特徴」日本老年医学会雑誌 2010; 47(1): 52-7
- 第16回健康日本21(第二次)推進専門委員会「健康寿命の令和元年値について」(厚生労働省) 2021 年

装丁	鈴木大輔(ソウルデザイン)
本文デザイン	仲條世菜(ソウルデザイン)
DTP	センターメディア
イラスト	秋葉あきこ
撮影	山上　忠
構成	松尾佳昌
編集協力	泊　久代
校正	佐藤春子、脇本直美

■著者プロフィール

酒井慎太郎《さかいしんたろう》

さかいクリニックグループ代表。千葉ロッテマリーンズ元公式メディカルアドバイザー。朝日カルチャーセンター講師。柔道整復師。テニスボールを使用した矯正の考案者。整形外科や腰痛専門病院などのスタッフとしての経験を生かし、腰・首・肩・ひざの痛みやスポーツ障害の疾患を得意とする。解剖実習をもとに考案した「関節包内矯正」を中心に、難治の腰痛、首痛、肩こりの施術を行っており、プロスポーツ選手や俳優など多くの著名人の治療も手がけ、施術実績100万人以上。TBSラジオ「腰痛おさらば塾」を15年間担当。雑誌『週刊ポスト』（小学館）で「健康寿命を100歳まで延ばす ゴッドハンド伝授3分体操」連載中。テレビ番組では「神の手を持つ治療家」として紹介されるなど、マスコミ出演も多数。著書『自分で治せる！』シリーズ（Gakken）の一部は実用書としては珍しく、ドイツ語などに翻訳されヨーロッパ全域で読まれている。YouTubeチャンネルも開設し、好評を博している。

YouTubeチャンネル「さかい関節痛おさらば塾」
https://www.youtube.com/@sakaicg

図解　今すぐ治せる！　脊柱管狭窄症

2024年3月12日　　初版第1刷発行

著　　者　酒井《さかい》　慎太郎《しんたろう》
発 行 人　土屋　徹
編 集 人　滝口　勝弘
編集担当　谷口　陽一
発 行 所　株式会社Gakken
〒141-8416 東京都品川区西五反田2-11-8
印 刷 所　TOPPAN株式会社

●この本に関する各種お問い合わせ先
本の内容については、下記サイトのお問い合わせフォームよりお願いします。
https://www.corp-gakken.co.jp/contact/
在庫については　Tel 03-6431-1250（販売部）
不良品（落丁、乱丁）については　Tel 0570-000577
学研業務センター　〒354-0045 埼玉県入間郡三芳町上富279-1
上記以外のお問い合わせは　Tel 0570-056-710（学研グループ総合案内）